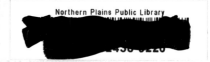

MAQUILLAJE

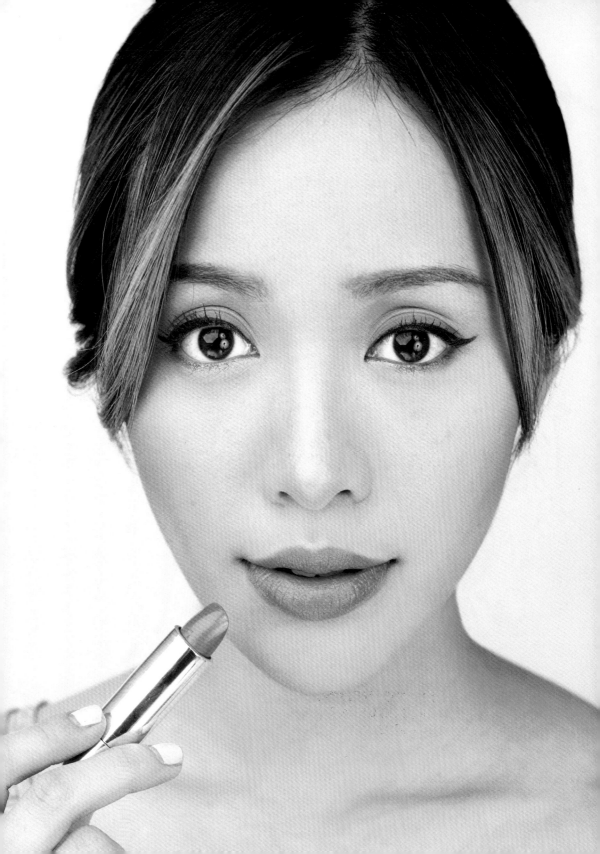

MAQUILLAJE MICHELLE PHAN

Tu guía de belleza y estilo para el éxito

Traducción de María Angulo Fernández

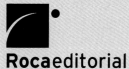

Rocaeditorial

Título original: *Make up. Your life guide to beauty, style and success.*

Copyright © 2014 by RiceBunny Inc.

Traducción publicada en acuerdo con Harmony Books, un sello de Crown Publishing Group, una división de Random House LLC

Todas las fotografías son de Josh Madson (peluquería de Octavio Molina, estilismo de Flannery Underwood) con excepción de las imágenes siguientes:

Imagehub/Shutterstock: 68
Kerry Diamond: 18, 19
Roseanne Fama: 30, 31, 175
Linette Kim: 18, 19
Evan Jackson Leong: 155
Jimmy Jean Ngo: 25, 104
Jennifer Phan: 3, 6, 196
Flannery Underwood: 212
Wendy Wong: 24, 28, 79, 137, 150, 177, 186, 193, 198

Ilustraciones de Michelle Phan

Primera edición: marzo de 2015

© de la traducción: María Angulo Fernández
© de esta edición: Roca Editorial de Libros, S. L.
Av. Marquès de l'Argentera 17, pral.
08003 Barcelona
info@rocaeditorial.com
www.rocaeditorial.com

Impreso por Liberdúplex, s.l.u.
Crta. BV-2249, km 7,4, Pol. Ind. Torrentfondo
Sant Llorenç d'Hortons (Barcelona)

ISBN: 978-84-9918-922-2
Depósito legal: B. 3.097-2015
Código IBIC: WJH

RE89222

*A mi heroína y la primera
persona que creyó en mí,
mi madre.*

*A mi hermano Steve,
mi mejor amigo.*

*A Christine, que me concedió el
honor de ser su hermana mayor.*

*A Dom, quien me enseñó a amar
incondicionalmente.*

*A todos mis familiares y amigos
más íntimos que me han echado
una mano a lo largo de este viaje.*

*Y por último, a mis seguidores,
por darme la oportunidad
de hacer mis sueños realidad.*

Gracias.

Elogios para

MICHELLE PHAN

«Michelle Phan, la reina de la belleza en Internet, ha enseñado a mujeres de todo el mundo a maquillarse; en concreto, a más de mil millones, según las visitas en su canal de YouTube. Este libro, escrito con el humor y frescura que la caracteriza y que aborda asuntos tan distintos como perfeccionar el trazo con un eyeliner o trazar un plan de empresa, es el manual que debe estar en toda mesita de noche y en todo tocador.»
—Sarah Brown, directora de la sección Belleza de la revista *Vogue*

«No quiero andarme con rodeos: Michelle es increíble en todos los sentidos. Sus conocimientos, optimismo, valentía y creatividad la han catapultado hacia una fuerza explosiva y universal. Su forma de explicar las cosas y su amor por las mujeres de todas las edades la ha convertido en una verdadera "hermana" para muchas de sus lectoras. Un día con Michelle puede transformar a cualquiera.»
—Carol J. Hamilton, presidente de L'Oréal Luxe USA

«Michelle ha abierto nuevos caminos a mujeres de todo el planeta. Armada con su pasión, con su personalidad, su destreza empresarial y su cuenta de YouTube, ha construido todo un mundo desde abajo. Este libro es una muestra de cómo Michelle ha convertido su talento y creatividad en una marca mundial.»
—Robert Kyncl, responsable internacional de contenidos y operaciones empresariales de YouTube

SUMARIO

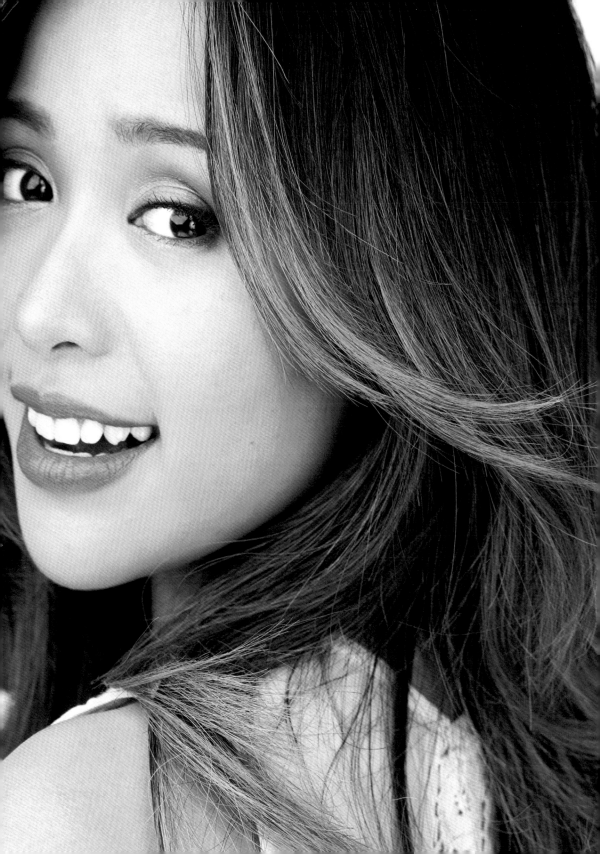

INTRODUCCIÓN

Antes que nada, muchas gracias por haber comprado *Maquillaje: tu guía de belleza y estilo para el éxito*. Estoy emocionada porque estamos a punto de emprender un viaje a lo largo de estas páginas. Quizá ya me conozcas, pero por si ese no fuera el caso, deja que te cuente cuatro cositas sobre mí. Soy estudiante de Bellas Artes, maquilladora autodidacta y *nerd* digital que ha tenido la gran suerte de ver cómo su afición se convertía en su profesión. Si me remonto a mis primeros días en YouTube, lo cierto es que empecé a colgar tutoriales de belleza casi a diario. Mucha gente los veía y en poco tiempo las visitas se multiplicaron. En un abrir y cerrar de ojos, comencé a recibir millones de visitas y me convertí en la mujer con más suscripciones en YouTube. Así que realizar esos tutoriales de belleza se convirtió en un trabajo a jornada completa. Era un empleo del siglo XXI, un trabajo que jamás imaginé que desempeñaría. Y fue entonces cuando inicié un viaje increíble que me ha llevado por todo el mundo. Incluso he podido crear mi propia línea de maquillaje. He fundado una empresa de producción, he lanzado un canal en YouTube y he iniciado una suscripción de muestras de productos de belleza. En cuestión de muy poco tiempo, he pasado de ser una chica introvertida que se lo pasaba bomba jugando a vídeojuegos a presidenta de una empresa.

Escribir un libro es algo completamente nuevo para mí, ya que me considero una criatura de Internet. Cuando conocí ese mundo, mi vida cambió de forma radical. Gracias a mis vídeos y redes sociales he podido conectar con gente de todo el mundo. Así pues, ¿por qué un libro? Cada día, tanto en YouTube, Twitter, Facebook como en Instagram (es decir, en todas las redes sociales) mis seguidores me preguntan muchísimas cosas sobre una gran variedad de temas, desde cómo planear una cita o editar un vídeo hasta cómo tratar el acné o encontrar un trabajo o unas prácticas profesionales.

Me encantaría estar ahí para responder a todas esas preguntas y ahora, gracias a este libro, podré hacerlo.

Los libros ocupan un lugar muy importante en mi corazón y en mi mente. Cuando era pequeña, antes de Internet (sí, hubo un tiempo en que Internet, tal y como lo conocemos, ¡no existía!), antes de Wikipedia, antes de blogs, páginas web y de YouTube, los libros eran mi vía de escape, mi llave hacia otros mundos. Mi madre me dejaba en la librería del barrio («¡No te preocupes, mamá! Estaré bien», le decía para tranquilizarla) y allí me quedaba durante horas, como si de una biblioteca se tratara. Leía con atención libros sobre arte, maquillaje e historia y me perdía entre las páginas. En aquella época iba al instituto: estaba sin blanca, a veces sufría acoso escolar y en más de una ocasión me sentía incomprendida. Así que la librería se convirtió en mi refugio. Tener entre mis manos mi propio libro es un sueño hecho realidad. Me encantaría que este te ayudara tanto como esos libros me ayudaron a mí en aquel entonces.

Los últimos años han sido como una montaña rusa de actividad y oportunidades, con sus altibajos y con toneladas de lecciones de vida. Nadie me ha regalado nada y he tenido que luchar con uñas y dientes para llegar hasta aquí, pero debo reconocer que también he tenido la gran suerte de conocer a personas maravillosas e inspiradoras y de estar rodeada de gente a la que adoro porque me ha ayudado, enseñado y guiado a lo largo de cada etapa. Gracias a todos ellos he aprendido muchísimo, y estoy feliz de poder compartir ese conocimiento contigo.

No hay nada más importante para mí que enseñar, aprender y comunicar. Tal y como me gusta decir: vivo, amo, enseño y, sobre todo, aprendo. Te propongo que disfrutes y te diviertas mientras ojeas estas páginas. Soñaremos, crearemos, debatiremos, reiremos y aprenderemos mucho sobre nosotras. Estamos en esto juntas. Suena bien, ¿verdad? Pues empecemos.

¡Buena suerte!

Con amor,

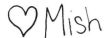

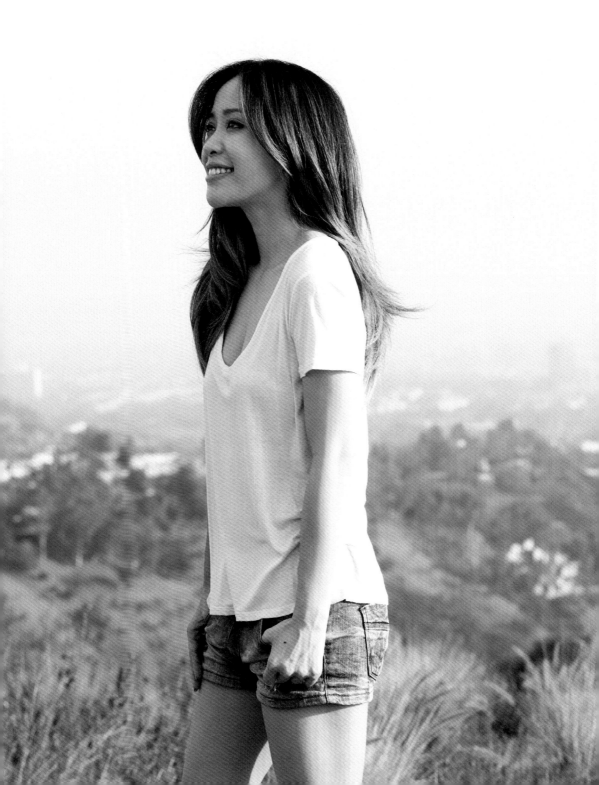

MI VIDA HASTA AHORA. PRIMERA PARTE

Nuestras historias nos hacen únicas. Son como huellas dactilares, como copos de nieve, como las estrellas de la Vía Láctea: no hay dos iguales. Tú, yo, todo el mundo tiene una historia que contar. Compartir nuestras experiencias es lo que nos hace humanos y nos conecta. Nos ayuda a darnos cuenta de que no estamos solos en este planeta tan grande y loco al que llamamos hogar. Lo que estoy a punto de explicarte no es la historia de mi vida, sino la historia de mi vida hasta ahora. Al fin y al cabo no es más que una serie de acontecimientos que me han ayudado a convertirme en la persona que soy ahora, en este momento.

¿Por dónde empezar? Retrocedamos varios años en el tiempo para visitar a una niña que vivía en una casa repleta de gente. Esa niña soy yo.

Ya de bien pequeñita siempre hacía cosas creativas. ¿Te acuerdas de las agendas telefónicas? En la parte de atrás siempre había páginas en blanco destinadas a tomar notas, pero yo siempre las arrancaba para dibujar algo en ellas. Las paredes eran el lienzo favorito para esa niña de tres años. Mis tíos me regañaban («Michelle, no puedes dibujar en la pared») y me quitaban los lápices de colores. Pero al día siguiente volvía a las andadas. Entonces no entendía qué hacía; ahora veo que sentía un deseo natural de crear.

Mi madre fue una bendición, porque trató de estimular mis habilidades artísticas durante toda mi infancia. Dibujaba conmigo, me enseñaba a esbozar caras, retratos. Nunca olvidaré mi primera clase de arte: yo tenía cuatro años y estábamos sentadas en su habitación. Era domingo, su día libre. Tenía una pequeña agenda llena de notas y poemas propios. Ese día estaba dibujando el perfil de una mujer. Me quedé alucinada al ver cómo con cuatro trazos de bolígrafo negro dibujaba un rostro casi perfecto. De repente, dibujó un ojo. Cogí un bolígrafo y empecé a copiar el dibujo mientras ella me guiaba.

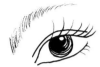

Quizás ese ojo me ha estado vigilando desde entonces.

Mi padre también tenía buena mano para el dibujo; de hecho, creo que se le daba incluso mejor que a mi madre. Hacía bocetos de las Tortugas Ninja y Batman para entretener a mi hermano, aunque no compartía ese talento conmigo. Sabía que podía hacerlo solita, sin su ayuda y, a decir verdad, no tardé en dibujar princesas Disney y otros personajes mágicos. Tras mucho tiempo sin vernos, por fin he vuelto a encontrarme con mi padre. Asegura que sabía, desde que yo era muy pequeña, que me convertiría en alguien creativo e independiente.

EL ESFUERZO DE MIS PADRES

En realidad, mi historia empieza hace casi cuatro décadas en Vietnam, el país del sudeste asiático que vio nacer a mis padres. Mi madre vivía en una zona rural del sur, y mi padre en el norte. La vida por aquel entonces era muy difícil por los estragos de la guerra. Así que abandonaron su hogar con una mano delante y otra detrás y vinieron a Estados Unidos como refugiados. Aunque mi vida haya podido ser difícil, jamás podré compararla con la de mis padres. Mi madre aún recuerda cómo huyó entre disparos antes de saltar a un barco para huir del país. Mi padre zarpó en un barco con destino a Hong Kong y estuvo navegando a la deriva durante tres meses. Las olas desestabilizaban la embarcación y el frío calaba hasta los huesos. Los pasajeros morían día sí, día también. Cada noche rezaba por encontrar un faro que le guiara hacia tierra firme. Los dos acabaron en Estados Unidos con el único propósito de conseguir una vida mejor. Se conocieron por casualidad en un avión, y fue amor a primera vista.

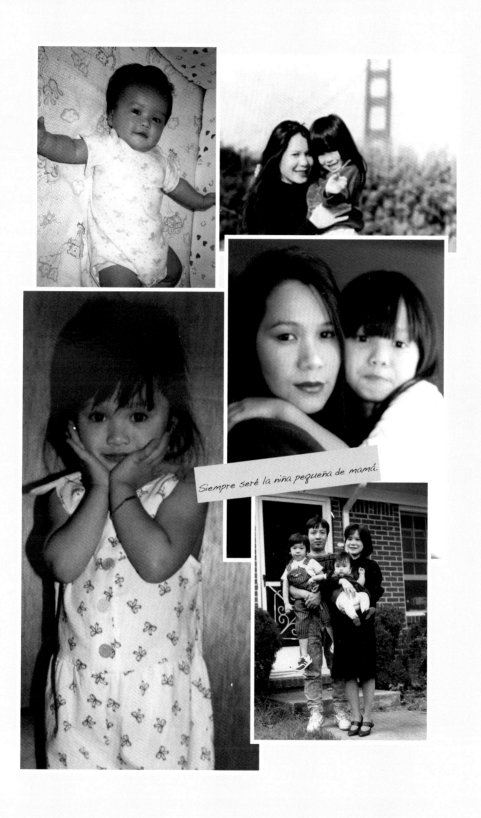

Siempre seré la niña pequeña de mamá.

Años más tarde, cuando mi hermano y yo nacimos, mi padre decidió darnos nombres vietnamitas que simbolizaran su lucha por la libertad. Mi hermano fue bautizado como Hai Dang, que significa «faro» (ese faro por el que rezaba cada noche en el barco). Yo me llamo Tuyet Bang, que se traduce como «nieve que ha explotado», es decir, una avalancha. En cierto modo es una referencia al frío glacial que sintió durante tres meses seguidos. «Cuando miras un copo de nieve —me dijo—, lo ves como algo delicado, precioso. Pero cuando la nieve se acumula y algo desencadena el alud, se convierte en una fuerza imparable.»

No entendí el verdadero significado de mi nombre hasta el año pasado. Quizá sea algo bueno. Andar por ahí con un nombre tan importante para tus padres comporta mucha responsabilidad.

A lo mejor te preguntas de dónde viene entonces Michelle. Mis padres querían que, además de nombres vietnamitas, también tuviéramos nombres americanos. Creían que nuestra vida sería más fácil así que llamándonos Tuyet Bang y Hai Dang. Mi padre, un trabajador de la construcción especializado en suelos, estaba reformando la casa de una hermosa y adinerada mujer de Boston. Él la recuerda como una mujer amable, ya que les preparaba el almuerzo y siempre les pagaba algo más de lo previamente pactado. Cuando se enteró de que se llamaba Michelle, se quedó con el nombre. Años más tarde, cuando llegó el momento de decidir el nombre de su hija pequeña, supo que solo había una opción: Michelle. Esperaba que así adquiriera la generosidad y consideración de aquella mujer.

Nací en Boston, en lo que hoy en día es el St. Elizabeth's Medical Center. Vivimos en esa ciudad tres meses. Luego mis padres decidieron que tendríamos más oportunidades en California, así que mi padre invirtió 600 dólares en una furgoneta destartalada y metió un colchón para mi madre y mi hermano y una cuna para mí en la parte trasera. ¡Nada que ver con los asientos para bebés de hoy en día! En aquel coche no había reproductores de DVD, ni radio por satélite. Fue una suerte que arrancara. Cruzamos el país en cuatro días. Llegamos al centro de San Francisco, que, por aquella época, estaba gobernado por bandas callejeras y violencia. Se asustaron tanto que mi madre quiso regresar a Boston, pero había un problema: la furgoneta no sobreviviría a otro viaje de miles de kilómetros. No fue la primera vez, ni sería la última, que mis padres tuvieron que adaptarse a las circunstancias.

VIVIENDO EN LA COSTA OESTE

Nos quedamos en San Francisco varios años, pero nos mudamos de casa en incontables ocasiones. El último sitio donde vivimos fue en Oakland, en la zona de la bahía. Para mi hermano y para mí fue una época difícil. Es complicado desarrollar habilidades sociales con tanto ajetreo, por no mencionar hasta qué punto afecta a tu aprendizaje cambiar de escuela cada dos por tres. Durante esos años en California solo hice una amiga, y mi hermano suspendió el primer curso. A pesar de ser pequeña, me sentía responsable de mi familia, y no tenía forma alguna de ayudarles.

Nuestro siguiente destino fue al otro lado del país, en Tampa, Florida. Mi padre creyó que el negocio allí iría mejor, pero se equivocó. Mi madre se las ingenió para ahorrar algo de dinero y abrir un salón de belleza especializado en uñas. Y a mi padre no le quedó otra alternativa que ser el «amo de casa». Fue una época feliz que duró bien poco. Mi padre se mudó a Boston en busca de trabajo, y nos prometió que volvería a por nosotros. Le rogué que no se marchara porque, en el fondo, sabía que no regresaría. «Si nos dejas —le dije—, te buscaré cuando crezca.» Cuando me desperté al día siguiente ya se había marchado. Años más tarde me dijo que en ese momento supo que la vida me sonreiría, pasara lo que pasase.

Acerté en lo de que mi padre no regresaría. Mi familia estaba fragmentada y no había vuelta atrás. Al final, mis padres se divorciaron y mi madre volvió a casarse. Nunca llegué a llevarme bien con mi padrastro, pero la parte positiva fue la llegada de mi hermana pequeña. Ser la hermana mayor fue todo un regalo para mí.

La vida en casa se hacía difícil por la situación familiar, pero en la escuela tampoco era fácil. En Florida me sentí por primera vez distinta al resto por ser quién era. En California, muchos compañeros eran asiáticos. Me cohibía porque siempre era la nueva de la clase, pero jamás había tenido problemas por mi raza, color o cultura. Florida fue diferente. Todos eran blancos, hispanos o afroamericanos. Apenas había asiáticos, así que sufrí acoso escolar. Recuerdo caminar por el pasillo y escuchar a las niñas decir «*ching chong, ching chong*». Los chicos se plantaban delante de mí e imitaban los movimientos de Jackie Chan. Daba igual que les repitiera que Jackie Chan era chino y que yo era vietnamita. Ellos metían a todos los asiáticos en el mismo saco.

LA VERDADERA YO

Tanto en el colegio como en el instituto traté de mezclarme con todo tipo de personas. Me eché aceite de bebé en el pelo para ondularlo y para que brillara más y me bronceé para camuflarme entre las chicas hispanas. No funcionó. Les pedí a mis amigas afroamericanas que me trenzaran el pelo, en un intento de parecerme a ellas, lo que evidentemente tampoco funcionó. Intenté ponerme todo tipo de máscaras para aparentar lo que no era, pero me equivoqué en los motivos. Gracias a mis vídeos pude explorar una amplia gama

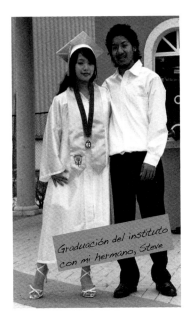

Graduación del instituto con mi hermano, Steve

de identidades para descubrir mis distintas facetas mientras ayudaba a otros a descubrirse en el proceso. Pero por aquel entonces, solo lo hacía para esconder a mi verdadero yo.

¿Cómo sobreviví? Manteniéndome ocupada. Soy introvertida por naturaleza, así que no me costó guardarme ciertas cosas. Aprendí a tocar el piano y a pintar. Escribía cuentos e ilustraba cómics (que aún tengo porque mi madre los conservó. ¡Gracias, mamá!). Si no hubiera tenido ese mundo propio, me habría dejado llevar por las malas influencias.

Me harté de intentar encajar en algún grupo el último año de instituto, así que me rendí. Me dije: «Ya no me importa. Solo quiero ser quien soy. Tengo destreza en bellas artes, me encantan los videojuegos, soy una *nerd* y estoy orgullosa de ello. No vengo de una familia adinerada, ¿y qué más da?». Y adivina qué: fue entonces cuando hice un montón de amigos. Cuando acepté quien era, los demás también lo hicieron.

EMPIEZA MI ERA DIGITAL

Hoy damos por hecho que Internet ha existido siempre. Estamos rodeados de ordenadores. Si alguien no puede permitirse uno, puede acceder a él en la escuela, en la biblioteca pública o ir a un Apple Store.

Y hablando de Apple, cuando cumplí los quince años por fin mi familia logró ahorrar 600 dólares para comprar nuestro primer ordenador. Fuimos a la tienda y sopesamos las pocas opciones que teníamos, y por supuesto no pude quitarle el ojo de encima al Apple iMac G3. ¿Lo recuerdas? Tenía forma de huevo y carcasa de colores. «Es diferente y es guay —le dije a mi madre—. Me gusta el diseño y el color.» Mi madre negó con la cabeza y me señaló las opciones más baratas. Pero en el fondo sabía que el iMac era el mejor ordenador. «¿Podemos ahorrar un poquito más y comprarlo más tarde?», supliqué.

Así que volvimos a casa con las manos vacías y seguimos ahorrando.

Cuando por fin compramos el iMac no cabía en mí de gozo. Sentía que teníamos un aparato mágico que me permitiría explorar todo el universo. Por aquel entonces la World Wide Web todavía era algo nuevo. Había oído hablar de Internet pero, que yo supiera, solo había en el instituto y en casa de una amiga cuyos padres se ganaban muy bien la vida. Una vez me enseñó 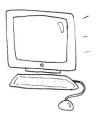 dibujos de Sailor Moon y otros personajes anime y los imprimió. No podía creérmelo. «¿Qué es esto? ¡Es fantástico!» Vislumbré una pequeña parte de ese mundo mágico y quise más. Así que cuando instalamos el ordenador en casa no me separé de él. Podría decirse que lo acaparé por completo.

Mi madre no había impuesto reglas sobre el uso del ordenador porque era algo nuevo. En casa nadie sabía muy bien qué hacer con él. No era como la televisión. Era... diferente. «Mamá, es como la biblioteca —le decía—, pero todo está aquí dentro.» Ella no lo acababa de entender, pero no protestaba porque si estaba con el ordenador me pasaba más tiempo en casa.

Al principio dedicaba horas mirando cosas de *anime* y descubrí un montón de blogs que, en aquel entonces, eran sobre todo diarios online. Algunos incluso eran anónimos. Todo aquello era emocionante, y me moría por estrenarme y tener mi propio blog, centrado en mis obras de arte. Encontré un servidor en una página llamada Asian Avenue. El nombre no engañaba: todos los usuarios eran asiáticos. Cada semana Asian Avenue destacaba a algún usuario y este recibía millones de nuevos seguidores. Mi ambición era ser nombrada usuaria de la semana, así que escogí un nombre que creí que podría ayudarme: Diosa de Asiáticos. ¿Puedes creerlo? Menudo nombre. Todavía hoy me hace reír. Si echo la vista atrás, estoy convencida de que la gente que me visitaba no esperaba encontrar los dibujos de una adolescente e información sobre su organización benéfica preferida para proteger a los osos panda. Pero funcionó.

Me eligieron usuaria de la semana y mis seguidores se multiplicaron. Así que no tardé en dibujar para ellos. El sueño de todo artista es exhibir su trabajo y encontrar un público que lo admire. Por eso los artistas crean.

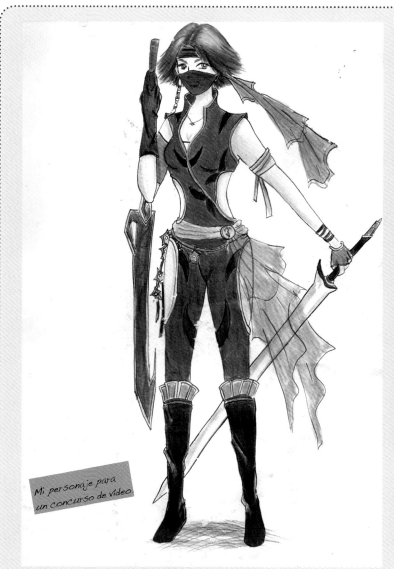

Mi personaje para un concurso de vídeo.

¿QUÉ ES EL ANIME?

El *anime* es animación japonesa. Hay un cierto estilo, un tono emocional y un tipo de narrativa que se relaciona con el *anime* y que me fascinó en cuanto lo vi. No tenía nada que ver con los dibujos animados que había visto hasta entonces. Había un lado más serio, más sombrío. Por no mencionar que los personajes se parecían bastante a mí (en la televisión americana apenas había personajes asiáticos). El *anime* me ha influenciado muchísimo, al igual que el *manga*, un tipo de novela gráfica o cómic japonés.

Cada mes escogía una temática distinta para mis dibujos. Supongo que mi estilo podría llamarse realismo. Me gustaba capturar momentos reales pero interpretarlos a mi modo, con colores dispares. No provengo de una familia que charle sobre arte o visite museos a menudo, así que descubrí ese mundo yo sola. Uno de mis artistas predilectos fue el excéntrico surrealista Salvador Dalí. Hay un museo dedicado a él en San Petersburgo, Florida, que no está muy lejos de donde vivía. Seguramente habrás visto alguna fotografía de Dalí,

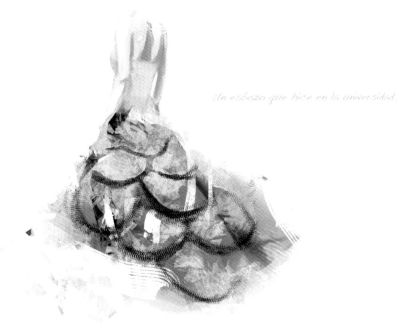

Un esbozo que hice en la universidad

con ese bigote curvado y delgado y esa mirada demente. Apuesto que también has visto los famosos relojes blandos de su obra *La persistencia de la memoria*. El simbolismo que Dalí plasmó en ese cuadro hace que el espectador pueda pasarse toda una hora contemplándolo y descubriendo mil secretos. Así que, con Dalí como inspiración, traté de incorporar simbolismo a mi obra. Los símbolos están en todas partes, solo tienes que buscarlos.

En aquel entonces, las comunidades online eran muy positivas. No había acoso, ni comentarios despectivos. Podía decir lo que se me pasara por la cabeza con total libertad en cualquier foro, sin que nadie me cuestionara o me juzgara por mi aspecto, por mi procedencia o mi género. Nadie del mundo offline sabía de mis actividades en ese universo paralelo. Sin duda, lo habrían categorizado de extraño.

Mi siguiente gran paso, tras cumplir los 16 años, fue apuntarme a la famosa plataforma online Xanga. Necesitaba un nombre mejor que Diosa de Asiáticos porque Xanga era más personal. Michelle Phan ya estaba cogido, así que decidí crear un *nickname* para mí.

¿ QUÉ ES UN SURREALISTA ?
Es un artista que participó en el movimiento artístico del siglo xx denominado surrealismo.
La obra de los surrealistas combinaba visiones de ensueño con la realidad.

«Algo original e ingenioso pero sin perder mi esencia», me dije. Y entonces se me ocurrió RiceBunny porque, bueno, me gusta el arroz (rice, en inglés) y nací en el Año del Conejo (*bunny*, en inglés). Así que tecleé el apodo y vi que estaba

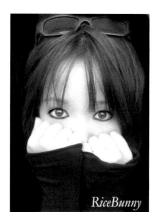

RiceBunny al descubierto.

disponible. «Genial —pensé—. Ahora soy RiceBunny.» ¿Quién iba a imaginarse que utilizaría ese *nickname* durante años, en todas las redes sociales todavía por inventar, como Twitter o YouTube?

Mi ambición era ser popular online porque no lo era en la vida real. Con el tiempo me convertí en la chica con más suscriptores en Xanga; dos años después, tenía en mi haber más de 10.000 suscripciones. Quizá no te parezca mucho teniendo en cuenta los valores actuales, pero entonces era un montón; además, Xanga era una comunidad muy implicada. Me centré en redactar contenidos lo más originales posible, y cada post recibía cientos de comentarios. Los temas variaban desde tutoriales (cómo pintar, cómo hacer una máscara ninja o rizarte el pelo) a entradas sobre arte y mi vida personal. Debo confesar que las últimas entradas estaban algo adornadas. El hecho de que la comunidad online me aceptara me ayudó a crecer como persona y artista, pero RiceBunny era un personaje, alguien que yo aspiraba a ser. Venía de una familia feliz, vivía en una casa bonita, llevaba ropa a la última. Esa era la persona que proyectaba ser, y era esa persona online a quien la gente adoraba. No me atrevía a exponer mi yo real porque creía que a la gente no le interesaría. No estaba cómoda con quien era.

Todo cambió en 2007, el año en que hice mi primer vídeo, titulado *Tutorial de maquillaje natural*. En principio iba a ser un post para el blog. Pero justo antes de pulsar el botón de «publicar», pensé: el maquillaje es algo artístico, y tiene mucho movimiento. ¿Por qué no hacer un vídeo? Además, una imagen vale más que mil palabras. Encendí la cámara web y, sin tener ni idea de lo que hacía, grabé los pasos, edité el vídeo y añadí música y subtítulos. Quise hacer un guiño y me inventé mi firma de despedida —«buena suerte»— porque necesitaba un cierre. Pocos días más tarde, decenas de chicas me pedían más vídeos sobre *smoky eyes*, cómo combatir el acné, looks de bailes de final de curso y todo lo que se te pueda ocurrir.

Pero había un problema. Los vídeos no se

Buena suerte. Así es como acabo la mayoría de mis vídeos. Es mi forma de animarte a hacer lo que acabas de ver y de decirte que la «habilidad» no siempre es lo más importante. Siempre juega el factor suerte, así que prueba y diviértete. Al fin y al cabo, siempre puedes dar marcha atrás y volver a intentarlo.

veían muy bien en Xanga. Debía trasladarme a una plataforma de vídeo, así que empecé a subir mis tutoriales a YouTube. En tan solo una semana, mi tutorial de maquillaje natural recibió 40.000 visitas. Hoy en día las cifras se mueven en otros niveles, pero por aquel entonces suponía muchas visitas. Acababa de encontrar mi nuevo hogar.

LOS MILAGROS EXISTEN

Tengo que retroceder en el tiempo. Cuando empecé a subir vídeos estudiaba en la Universidad Ringling de Arte y Diseño de Sarasota, Florida. Mi primer trimestre podría compararse con una carretera repleta de baches. Mi madre soñaba con que trabajara en el campo médico, como muchas madres, supongo, pero lo mío era el arte. Busqué las mejores universidades de Bellas Artes y Ringling era la más cercana. Presenté la solicitud y me admitieron casi de inmediato. Pero había un problema: la matrícula costaba 14.000 dólares, ¡el primer semestre! Para mi familia era una verdadera fortuna. No teníamos ese dinero, así que aplacé la matrícula un semestre esperando un milagro.

En casa vivíamos mi madre, mi hermano y yo. Todos aportábamos dinero a casa para llegar a final de mes. Mi madre hacía turno doble en el salón de uñas, mi hermano tenía dos empleos y yo trabajaba como camarera en un restaurante tailandés. Puesto que nuestros ingresos no eran fijos, no podíamos optar a un préstamo. Cada día rezaba: «Dios, quiero entrar en Ringling. Tengo dos meses para encontrar el dinero. Por favor, ayúdame a encontrar el modo de conseguirlo». Y entonces, un día, uno de los hermanos de mi madre que vivía en California vino de visita. Se había hecho un hueco en el negocio de la construcción. Quería ver dónde vivíamos, pero mi madre se negó a enseñarle la casa porque le avergonzaba que no tuviéramos muebles. Mi cama era un saco de dormir en el suelo; teníamos la ropa guardada en cajas. Parecía algo temporal pero a decir verdad llevábamos viviendo allí dos años. Ninguno de mis amigos sabía cómo vivía. Mi tío insistió en venir y al ver en qué situación estábamos, se echó a llorar.

De vuelta a California, mis tíos reunieron algo de dinero y nos enviaron un cheque de 10.000 dólares. Nos dijeron que utilizáramos el dinero para el alquiler y los muebles, pero mi madre prefirió invertirlo en la matrícula.

Habíamos ahorrado 2.000 dólares, más el cheque, más un crédito de 2.000 dólares. Teníamos suficiente para que empezara la universidad.

Ese fue el primer milagro. ¿El segundo? Ringling decidió que todos los estudiantes nuevos tendrían un portátil MacBook Pro. Jamás olvidaré el día en el que fui a la universidad y cogí el portátil mientras oía a veteranos quejarse sobre tal injusticia. ¡Se suponía que yo tenía que ser una de ellos! Si no hubiera pospuesto la matrícula, no habría conseguido el ordenador. Jamás habría podido permitirme comprarme uno en un millón de años.

¿Por qué ese ordenador fue como un milagro? Pues bien, aquel portátil, repleto de programas increíbles como iMovie, iPhoto o iTunes y con cámara web incorporada, fue la herramienta con la que por fin pude expresarme. No sé cómo habría empezado a editar vídeos sin él. Todo lo que necesitaba estaba dentro de ese aparato electrónico. En cierto modo, me salvó la vida. Fue mi salvoconducto para salir de mi cárcel imaginaria. Ese ordenador significó para mí lo que el faro para mi padre. Jamás salía de casa sin él, lo utilizara o no.

Cuando acabó el primer semestre, volví a casa. Entonces no trabajaba porque mi madre prefirió que me concentrara en los estudios. Pero era evidente que se estaba dejando la piel en el salón de belleza para mantenernos, e incluso hacía turnos de quince horas, inhalando todos aquellos productos químicos del esmalte de uñas. No quería eso para ella, así que busqué trabajo. Había leído que en Dillard's, en el centro comercial de la ciudad, Lancôme abría una pequeña franquicia. Sabía que era apuntar demasiado alto porque no tenía la más mínima experiencia en ventas, pero solicité el trabajo y acudí a la entrevista. Creí que la había bordado, pero tras dos semanas no recibí ninguna llamada. Estaba convencida de que si enseñaba a las mujeres a maquillarse, comprarían los productos, y así se lo comuniqué a la responsable de recursos humanos. Pero dio lo mismo. No era lo que estaba buscando.

Días más tarde, colgué mi primer vídeo de maquillaje. A veces es una suerte no conseguir lo que quieres.

VUELTA A LA UNIVERSIDAD

Me esforcé mucho el primer semestre, así que me concedieron una beca escolar para el segundo. Ahí estaba yo, llevando una doble vida: gurú de la belleza en YouTube y estudiante de arte. Preferí mantener mi identidad de YouTube en secreto. Nadie del campus sabía que era una vlogger (blogger que cuelga vídeos), y prefería que siguiera así. Pero mis tutoriales cada vez eran más conocidos y se empezó a correr la voz. Seguía siendo una chica algo solitaria y retraída, así que cuando mis compañeros empezaron a burlarse de mis vídeos, me encerré en mí misma todavía más. Durante los descansos, mientras el resto de alumnado salía a fumar o a charlar, yo me quedaba en clase para comprobar mi canal de YouTube y así responder a comentarios y mensajes. Mis profesores no lo entendían en absoluto. «Michelle y su pequeño hobby», así es como lo veían. Creían que siempre estaba conectada a Internet y que debía centrarme más en los estudios y en mis dibujos.

> ¿QUÉ ES UNA GURÚ DE LA BELLEZA?
> Al principio de YouTube había que escoger una categoría para los vídeos, y «Gurú» era la opción si eras experta en tutoriales. Por eso todas las chicas que colgaban vídeos de belleza pasaron a ser gurús de la belleza. No fue un título que escogimos, pero funcionó.

Me llovían peticiones de vídeos a diario. Algo había encandilado a mis seguidores porque mi canal de YouTube cada día tenía más suscriptores. Todo el dinero que tenía para comprar material de la universidad lo invertía en maquillaje. Así que cuando llegó el día en que no pude comprar ni pintura blanca, el material más básico para las clases de arte, comprendí que necesitaba un trabajo. Empecé a trabajar en un restaurante de sushi los fines de semana. Con eso ganaba 200 dólares a la semana, suficiente para comprar todo lo que necesitaba y enviar algo a mi madre.

Y entonces ocurrió algo maravilloso: ¡empecé a ganar dinero con los vídeos! A ver, no es que lloviese del cielo: apenas eran 20 céntimos al día. Nadie en Florida puede mantenerse con ese sueldo, pero era algo y estaba muy ilusionada. ¿De dónde venía ese dinero? Google, propietario de YouTube, tiene un programa en el que creadores de contenidos pueden ganar un porcentaje de los ingresos por publicidad. Poco a poco, esa cantidad fue ascendiendo hasta los 20 dólares al día. Cuando empecé a ganar 200 a la semana, dejé mi trabajo en el restaurante. «¿Te has vuelto loca? ¿Te vas para hacer vídeos?», me dijeron. Me recordaron que estábamos en plena crisis económica y que, para alguien de mi edad y aspiraciones artísticas, las opciones eran limitadas. Me dieron tiempo para pensármelo, pero rechacé la oferta de volver.

No quería una red de seguridad bajo mis pies. Quería obligarme a que aquello funcionara.

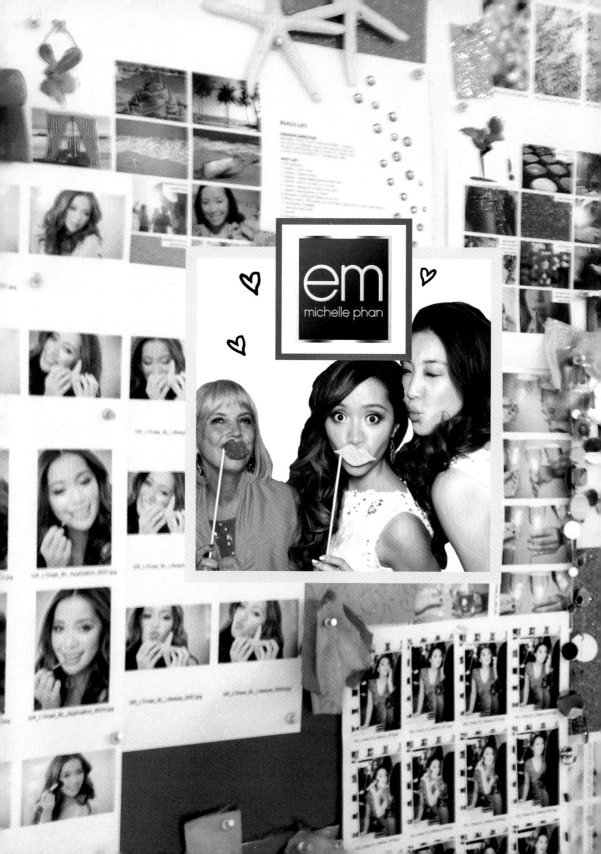

MI VIDA HASTA AHORA, SEGUNDA PARTE

Cuando eres niña y la gente te pregunta qué quieres ser de mayor, nadie contesta gurú de la belleza. O vlogger. O fenómeno de YouTube. Pero esa era yo, y formaba parte de ese universo paralelo que solo existía en Internet y redes sociales. Había llegado hasta ahí porque había seguido mi instinto creativo, porque había llegado a un público. No tenía una guía, o un mapa de carreteras, o un mentor a quien pedirle consejo profesional. Me encontraba «sola ante el peligro», ante ese hobby moderno que, en un abrir y cerrar de ojos, se había convertido en mi trabajo. Mientras tanto, seguía en la universidad, tratando de alcanzar la vida de artista.

Me metí de lleno a grabar y editar vídeos. Durante meses me dediqué exclusivamente a mi canal de YouTube, e intentaba que cada uno fuera mejor que el anterior. Quería hacer algo distinto al resto de gurús de la belleza. «Si estuviera delante del ordenador, ¿qué me gustaría ver en lugar de a la chica de la pantalla? —me pregunté—. Si tuviera una hermana mayor, ¿qué le pediría?»

Los temas que abordaba eran muy diversos, desde DIY (cómo hacer una mascarilla facial utilizando un huevo, cómo ensanchar zapatos con hielo, cómo ondular el cabello utilizando tiras de papel) hasta looks específicos (baile de fin de curso, gafas, noche de fin de año, primera cita). También probaba productos para el cuidado de la piel entre los pasillos de las tiendas. Mi intención era animar a mis espectadoras a probar, a experimentar y a dar rienda suelta a su creatividad. Los tutoriales no estaban pensados para que salieras a comprar un producto específico. Que utilizara algo en concreto no significaba que fuera imprescindible. Podías utilizar cualquier brillo de labios rosa o máscara de pestañas negra, por ejemplo. Entre mis objetivos no figuraba fomentar el consumismo, por eso nunca hice vídeos con «alijos», que básicamente consisten en vaciar la bolsa de la compra en la cama y hacer una reseña de todo lo que has comprado (tu alijo). Ese tipo de vídeos era muy popular hace unos años, y fácil de producir, pero me resistí. Para mí, esos vídeos separaban a los ricos de los pobres. Y, puesto que entraba en la categoría de «pobre», preferí mantenerme al margen.

Mi intención, ante todo, es sacar el máximo partido a lo que sí tienes. Así es como he vivido hasta ahora, y era lo que entonces pretendía priorizar.

Cada vídeo que colgaba superaba el millón de visitas. Me sentía responsable del canal de YouTube y agradecía cada comentario, sugerencia, pregunta y visita. Pero no solo me veían chicas con ganas de aprender trucos de belleza. Cada vez más marcas digitales, desde pequeñas empresas de belleza hasta grandes corporaciones del mundo tecnológico, prestaban atención a las gurús, y a muchas de nosotras nos ofrecieron varias oportunidades. Siempre he sido buena en los negocios y, en lugar de hacer caso a libros sobre empresa, me he dejado guiar por el instinto. Nunca me he vendido, ni tampoco a mis suscriptores, ni he aceptado dinero fácil. Desde el principio traté de ser fiel a mis valores y al mensaje que quería transmitir.

CONEXIÓN CON PARÍS

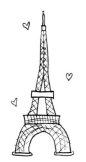

Un día recibí un correo que me cambió la vida. Estaba comprobando mi bandeja de entrada de YouTube cuando vi un mensaje de Lancôme, nada más y nada menos. Con cierta curiosidad, lo abrí. Era de una representante de la marca francesa en Nueva York. Parecía auténtico, así que contesté. No tardé en recibir una respuesta, también auténtica. Lancôme quería que viajara a Nueva York para conocer en persona al director de la sede estadounidense. Me quedé de piedra. Tuve que leer el correo varias veces para acabar de creérmelo.

Por lo visto, los directivos de la marca eran grandes admiradores de mis vídeos. Se fijaron en mí cuando utilicé el corrector de ojeras de Lancôme en el

Airplane Makeup Tutorial («Tutorial de maquillaje en un avión»), un vídeo en
el que me maquillaba en pleno vuelo, enclaustrada entre otros dos pasajeros,
que grabé con el portátil. Era un vídeo divertido y sencillo, sin ningún toque
artístico o complicado. Pero aun así, les llamé la atención.

Tuve que perder clases para volar a Nueva York, pero que una de las mejores marcas de cosmética de lujo quiera conocerte no es algo que ocurra
todos los días. Me pasé días pensando qué ponerme y cómo maquillarme,
¡por supuesto! Almorzamos juntos, tuvimos una reunión y volví a casa. Yo
seguí haciendo mis vídeos y asistiendo a la universidad, hasta que un día
surgió la pregunta: «¿Te gustaría ser la videoartista oficial de Lancôme?»

¿Cuántas maneras hay de decir sí?

En ese momento, ninguna otra marca de la industria cosmética tenía una
videoartista, ni siquiera marcas tan prestigiosas como Lancôme. De hecho,
la mayoría no realizaba vídeos con sus productos. Las empresas conocían Internet, y casi todas tenían páginas web donde vendían sus productos online,
pero las redes sociales eran un concepto nuevo y los grandes nombres de la
belleza y la moda habían tardado mucho en ponerse al día. Para muchas de
estas marcas, las redes sociales eran sinónimo de entregar demasiado poder
al consumidor. Preferían mantener el control.

¿Qué significó para mí ese empleo? Me acababan de ofrecer ser la portavoz
de Lancôme. Yo, la persona que rechazaron como vendedora de la marca en
Dillard's. ¿Recuerdas esa anécdota?

Por aquel entonces ya usaba productos de Lancôme, y me encantaba el
glamour y la historia de la marca. Además, Lancôme estaba dispuesto a darme
total libertad en el contenido y estilo de los vídeos, lo que consideraba un
factor crucial. Acepté la oferta y me embarqué en esa colaboración tan
revolucionaria. Era una «primera vez» en muchos aspectos, tanto para la
industria como para las gurús de la belleza. Pero lo más importante fue el
reconocimiento a la labor que llevaba haciendo en Florida en los últimos
años. Enseñar a las mujeres a maquillarse lo era todo para mí y ahora, con
la ayuda de Lancôme, podría llegar a más mujeres, tanto online como offline.

Cuando grabé el vídeo anunciando la noticia, la mayoría de mis *subbies*
(suscriptoras a mi canal de YouTube) se entusiasmaron, pero también hubo
quien me criticó en sus comentarios. Lo cierto es que, hasta entonces, no
encajaba bien las críticas, pero esa vez fue distinto. «Estoy viviendo mi momento Cenicienta y no pienso dejar que nadie lo estropee», pensé. Fue fan-

tástico representar a la marca y formar parte de la historia de la belleza. En ese momento era la única imagen de Lancôme de origen asiático y la primera vietnamita en conseguirlo. No podía estar más orgullosa. Además, ¡tenía facturas que pagar! No era una muñeca que vivía dentro de un ordenador, sino una persona que debía mantenerse.

Estaba emocionada con la vida que llevaba, pero todavía me esperaban más sorpresas. Se produjo una especie de explosión gracias a Anna Wintour, la editora jefe de *Vogue America*, alguien con la mirada siempre puesta en el futuro. *Vogue* publicó un artículo titulado «*Logged On*»: «A cada generación se le debe reconocer su apoyo a la moda, pero este grupo es único. Escriben blogs sobre estilo y han conseguido que la industria de la moda se fije en ellos». Me mencionaron junto a otros famosos bloggers, como Garance Doré, Bryanboy, Todd Selby y Hanneli Mustaparta. Y así, muchos se fijaron en nosotros. Medios de comunicación de todo el mundo, desde periódicos locales canadienses y polacos hasta la CNN y *The New York Times*, bombardearon a peticiones a Lancôme para que yo les concediera una entrevista.

De inmediato mis responsabilidades con Lancôme aumentaron y empecé a representar a la firma no solo en Estados Unidos, sino en todo el planeta.

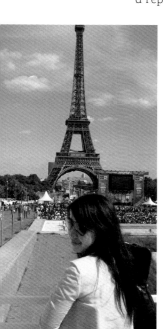
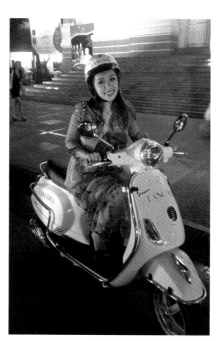
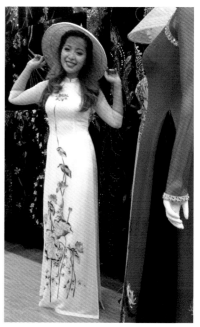

Volaba a Nueva York muy a menudo y me vi obligada a tomar una decisión respecto a mis estudios. Mi familia se había sacrificado mucho para pagarme la carrera de Bellas Artes. Estaba en penúltimo curso, pero faltaba a muchas clases. Mi vida estaba tomando un rumbo que jamás había imaginado. Las oportunidades estaban llamando a mi puerta, así que decidí tomarme un año sabático. Siempre pensé que volvería para finalizar la carrera, pero no he vuelto a pisar la universidad.

Podría decirse que cambié la universidad por las mejores prácticas del mundo. Colaborar con Lancôme no era trabajo; era una oportunidad de oro para aprender cómo funciona la industria de la belleza y ver mundo. Gracias al equipo de Lancôme viajé a París. Si eres una romántica como yo, no podrás evitar enamorarte de esa ciudad. También visité Pekín y Hong Kong. Hice varias sesiones fotográficas para revistas importantes, incluyendo *Vogue China*, y participé en un evento de prensa para presentarme a los medios de comunicación chinos. Fue muy emocionante conocer a todas las editoras de belleza y ver cuánto estilo desprendían. Me sorprendió que no llevaran mucho maquillaje, aunque todas estaban obsesionadas con el cuidado de la piel y la manicura. Y con los zapatos.

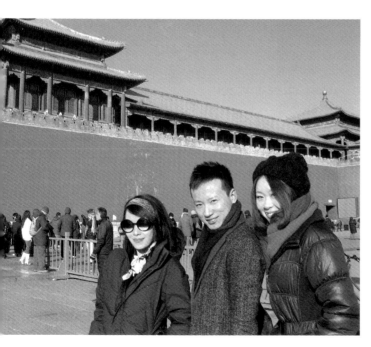

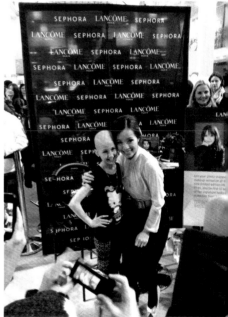

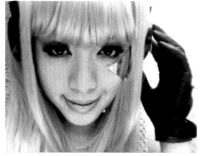

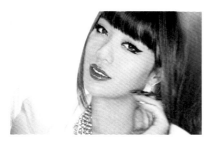

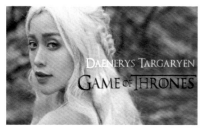

Daenerys Targaryen
GAME OF THRONES

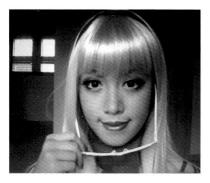

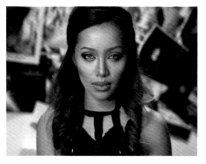

DE GAGA A ANGELINA JOLIE

Lancôme no era mi único empleo a jornada completa, aunque me robaba mucho tiempo y atención. Menos de la mitad de los vídeos que subía a YouTube eran para Lancôme, así que tenía que producir más vídeos. No desistí de estimular mi creatividad. Aunque mis suscriptoras adoraban mis tutoriales de maquillaje, conseguí un aluvión de seguidores gracias a mis transformaciones dramáticas. Quería que esos vídeos fueran pequeñas películas. Me convertí en una vampiresa atractiva, en un personaje de Tim Burton, en Sailor Moon (¡mi heroína *anime*!) y en Lady Gaga, la favorita de mis seguidores. ¿Cómo lo hice? Pues bien, si no has visto los vídeos, ¡no pierdas más tiempo! No utilicé efectos especiales, tan solo maquillaje (a veces toneladas) y decorados maravillosos.

Los vídeos en que me transformaba en Lady Gaga recibieron muchas visitas: no estoy segura de que Lady Gaga los haya visto. Si lo ha hecho, solo espero que le gustaran. Hice los vídeos con el amor y admiración que siento hacia su talento, creatividad y mensaje.

A pesar del número de visitas que recibieron los tutoriales para asemejarse a Lady Gaga, lo cierto es que no fueron los vídeos más vistos. ¿Sabes cuál es el más famoso? *Barbie Transformation Tutorial* («Tutorial para transformarse en Barbie»), un vídeo muy alegre y rosa que grabé para Halloween 2009.

Y hablando de Halloween, ese día es como los Juegos Olímpicos para las gurús de la belleza. Año tras año los youtubers se superan y se someten a transformaciones que bien podrían estar sacadas de una película de miedo o ciencia ficción. Pelucas muy trabajadas, prótesis faciales, maquillaje estrambótico. Cada octubre la historia se repite. Si nunca has estado atenta a estos vídeos, este año no deberías perdértelos. Mis looks de Halloween no son tan elaborados como otros, pero son divertidos. Me he transformado en muchos personajes, desde una Barbie zombie o Blancanieves hasta la princesa Jasmine de *Aladdín* o Angelina Jolie. Jamás podría engañar a Brad Pitt, pero te sorprenderás al ver lo que puedes conseguir con maquillaje, perfilador de labios y lentillas de color.

Para lograr estos cambios tuve que invertir mucho dinero en maquillaje, ropa, pelucas, equipo fotográfico y de vídeo y software para editar. Quería grabar vídeos cuya vida útil fuera más larga que la de un tutorial de belleza. Pretendía que si alguien quisiera verlos al cabo de diez años, siguieran siendo tan impresionantes como el día en que los colgué en YouTube.

TRATANDO DE ENCAJAR

Mi empleo en la industria cosmética se salía de los parámetros normales. Era maquilladora, pero no tal y como se entendía entonces. No maquillaba a otras chicas, solo a mí. Durante un breve periodo de tiempo trabajé para una conocida agencia de maquillaje de Nueva York y, aunque aprendí de la experiencia, me costó llevar a cabo las tareas más tradicionales, como trabajar en sesiones de fotos o en el *backstage* de desfiles de moda. La agencia quería que entrara en el negocio, pero sufría una crisis de identidad. Solo quería ser yo misma, pero ¿qué significaba eso?

No me asusta casi nada, pero mi primera experiencia en el *backstage* del desfile de invierno de 2010 de Michael Kors me aterrorizó. Todo el mundo conoce a Michael Kors: es uno de los diseñadores más prestigiosos de todo el mundo, ¡y sus desfiles son un verdadero espectáculo! Así es como funciona el mundo del *backstage*: el diseñador contrata a un maquillador profesional para idear el look del desfile. Una vez decidido, el maquillador,

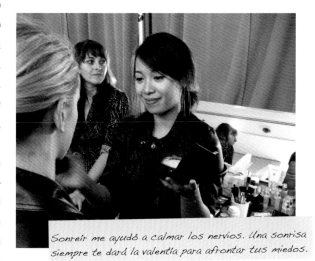

Sonreír me ayudó a calmar los nervios. Una sonrisa siempre te dará la valentía para afrontar tus miedos.

junto con todo su equipo, recrea ese look en todas las modelos. El *backstage* es una locura porque durante la Semana de la Moda se suceden docenas de desfiles, y las modelos van de pasarela en pasarela, a veces llegando tarde. Así que en un espacio muy reducido se junta el equipo de maquillaje, el equipo de peluquería, las modelos que van y vienen, colgadores repletos de ropa, el diseñador con sus ayudantes y toda la prensa: bloggers con sus iPhones, fotógrafos de revistas con cámaras enormes y equipos de televisión micrófono en mano, todos empujándose para conseguir un titular o una buena instantánea. Una modelo entra a toda prisa, se sienta y espera a que se la maquille. «Rápido» es la única palabra que se oye. Eso es lo que me gusta de los vídeos, que puedo grabarlos a mi ritmo. Pero en moda el ritmo es frenético.

El maquillador profesional elegido por Michael Kors fue Dick Page, uno de los profesionales con más talento del mundillo, y las modelos que desfilaban eran las top más codiciadas del momento. Estaba rodeada de grandes nombres, aquellos que suelen aparecer en las portadas de *Vogue* y *Harper's Bazaar*, como Karlie Kloss, Chanel Iman o Liu Wen.

La víspera del desfile me fui a dormir con el miedo en el cuerpo. Soñé con un tipo que llevaba una camiseta negra, vaqueros ajustados y un cinturón repleto de brochas de maquillaje. Estaba de espaldas a mí, pero me observaba por el espejo del tocador. De pronto, se dio media vuelta y vi que era Kevyn Aucoin, el mejor maquillador de todos los tiempos y uno de mis ídolos. «Kevin, estoy muerta de miedo —reconocí—. Mañana tengo un desfile y no sé qué debo hacer.» «Mira, te voy a dar un par de trucos», dijo, y me enseñó a aplicar base de maquillaje y corrector al rostro de una modelo. «Lo vas a bordar. No te preocupes —añadió—. Buena suerte.»

Me desperté entre lágrimas, atónita pero aliviada a la vez.

Gracias a él, entré en el *backstage* segura de mí misma, sin temores. Pero iba a paso de tortuga. En el tiempo que tardaba en maquillar a una modelo, mis compañeros maquillaban a tres. Una de las productoras del desfile se percató de mi falta de veteranía, así que me dio varios discos de algodón y acetona para que quitara el esmalte de uñas a todas las modelos. «Genial. Me he convertido en la becaria —pensé—. La he fastidiado por completo.»

Aquella experiencia sirvió para darme cuenta de que no quería volver a trabajar en ningún *backstage*. «No es para

¿QUIÉN ES KEVYN AUCOIN?

Kevyn fue un maquillador mítico que falleció demasiado pronto, a los 40 años. Sus libros *Making Faces* y *Face Forward* fueron superventas que inspiraron a muchos maquilladores, incluida yo. Era el rey de la transformación y un pionero en dedicarse a la alfombra roja, portadas de revista, publicidad y editoriales de moda. Pocos artistas han triunfado en las cuatro disciplinas.

mí», decidí. El ritmo era frenético, y no me gustó maquillar a modelos. Fue una decisión difícil de tomar porque muchos de los maquilladores a los que admiraba se dedicaban a los desfiles. ¿Me considerarían peor maquilladora si dejaba a un lado esa categoría del negocio?

Me dio lo mismo. Quería ser fiel a mí misma, a mi talento. Aprendí la lección.

Y ENTONCES APARECIÓ GOOGLE

Desde los inicios de mi trayectoria en YouTube, mi relación con Google siempre ha sido excelente. Los ejecutivos se referían a mí como una de sus «hijas». A su vez, para mí la compañía siempre ha sido «Madre Google». Creé mi propia marca sin exhibir mi cuerpo ni hacer cosas vulgares, y estaban orgullosos de ello; muchas veces, los vídeos que se convierten en virales son obscenos o repugnantes. Pero yo jamás caí en esa trampa y demostré que se podía captar seguidores con contenidos cotidianos e íntegros.

Aun así, me sorprendió que Google me propusiera fundar mi propia productora. Google me animaba a crear más contenidos para YouTube y estaba dispuesto a ofrecerme la ayuda que necesitara para despegar. De los otros youtubers que recibieron tal oferta de Google, yo era la única gurú de la belleza. A pesar de las visitas, comentarios, «me gusta» y suscripciones a mi canal, seguía dudando de la calidad de mis vídeos. (Eso es normal, ¿verdad? Nadie está cien por cien seguro de sí mismo todo el tiempo). Para mí, esa oferta fue como una palmadita en la espalda por todos mis esfuerzos de los últimos años.

Lo primero que me dije fue: «Confía en tu instinto». Hasta ahora siempre me había guiado por ese sexto sentido y a decir verdad, no me había ido nada mal. Sin embargo, estaba a punto de aprender que se necesita algo más que instinto para alcanzar el éxito.

Como parte del trato, mi productora tenía que entregar material original que se emitiría en un nuevo canal de YouTube. Ese canal era FAWN. Me gustó que el nombre se pareciera a mi apellido y, además, el nombre me robó el corazón: For All Women Network (Red para Todas las Mujeres). Pensé que sería divertido aprovechar la oportunidad de colaborar con otras youtubers en lugar de ser la única protagonista de los vídeos, así que convencí a otras gurús de la belleza para que participaran en el proyecto, entre ellas Bethany

Mota, Andrea's Choice, Promise Phan, Chriselle Lim y Jessica Harlow. FAWN también apostó por nuevos talentos para consolidar un público, así que se puso en contacto con youtubers de la talla de Theodore Leaf, Daven Mayeda, Charis Lincoln y Rachel Talbott, entre otros.

Suena fácil, ¿verdad? Gran nombre, gran concepto, grandes talentos, gran financiación. Pues no lo fue. El primer año fue peliagudo. Algunos de mis colaboradores no cumplieron con su trabajo y, a base de golpes, aprendí a pensar con perspectiva. Estaba acostumbrada a trabajar en mi propio canal, donde hacía las veces de directora, productora, operadora de cámara y editora. Entre eso y coordinar un equipo de profesionales hay un abismo. Era evidente que FAWN no era la HBO, pero era mi versión en miniatura.

Google, por su parte, nos dio total libertad y confianza. Quería estar al tanto de lo que hacíamos, pero jamás se entrometió en la toma de decisiones. Junto con mi equipo, probé muchas cosas distintas; algunas funcionaron y otras no. Incluso grabamos un programa de viajes, llamado *Wanderlust*, y

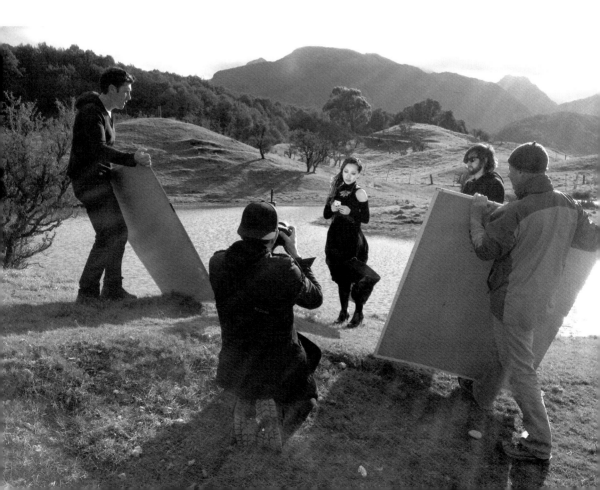

visitamos Roma y Nueva Zelanda. Otros programas se basaban en carreras profesionales, así que trasladamos a nuestros espectadores tras las bambalinas de la industria de la moda, donde charlamos con estrellas como la editora Eva Chen o la supermodelo Coco Rocha. También entrevisté a la ganadora de un Grammy, Nelly Furtado, y a un icono internacional, Dita von Teese.

Gracias a Google recibí un curso intensivo en producción y aprendí muchísimo sobre liderazgo, desarrollo empresarial y presupuestos. Los primeros doce meses podrían compararse con un MBA virtual. FAWN fue un canal exclusivo de YouTube durante el primer año, pero ahora podemos colaborar con otros medios de comunicación y así ampliar nuestro público. Estamos en proceso de transformar FAWN en una empresa de comunicación, y sé que el cambio será positivo.

EL CAMINO HASTA IPSY

Cuando era pequeña pasaba las tardes enteras en el salón de uñas de mi madre. Era un local pequeño, pero ella ganaba lo suficiente para pagar las facturas y sacar a la familia adelante. Aquel salón era mi santuario. En la trastienda veía *La isla de Gilligan* en televisión, hacía los deberes y escuchaba a hurtadillas las conversaciones de las clientas. Cuando acababa las tareas del colegio, leía y releía todas las revistas de moda. *Allure* era mi favorita porque incluía unas páginas con trucos de belleza que podías arrancar y guardar. Las coleccionaba como si fueran cromos de béisbol.

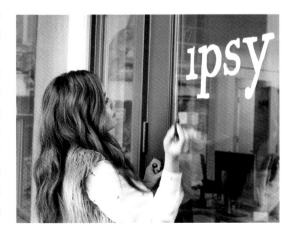

Pero el gran tesoro eran las muestras que a veces venían pegadas a las páginas publicitarias. Las probaba todas.

Cuando iba al instituto no tenía dinero para comprar maquillaje, así que me abastecía con productos que las clientas devolvían a la droguería local. Todo era muy barato; lo único que tenía que hacer era limpiar el envase, quitar un par de capas del producto, sacar punta a los perfiladores y listo, como nuevos. Me las ingeniaba para comprar varios productos por tan solo 75 céntimos. Sí, en la mayoría de los casos se trataba de artículos usados, pero no importaba. ¿Quién iba a decirme que un día Chanel o Yves Saint Laurent me enviarían bolsas repletas de sus productos? ¡Era el sueño de toda adolescente!

Adelantemos un poco, hasta mi primera visita a Tailandia. Estaba de compras con una amiga cuando topamos con un quiosco que vendía muestras en bolsas de plástico transparentes. No eran muestras ínfimas de marcas desconocidas, sino muestras de un tamaño razonable de las mejores firmas, La Mer, SK-II, Lancôme, etcétera. Las chicas se pirraban por ellas. Le pregunté a mi amiga por qué pagaban por muestras y me explicó que, en Asia, no puedes devolver productos de belleza usados, y de ahí el éxito de las muestras. «Qué inteligente —pensé—. Me encantaría hacer algo parecido en Estados Unidos.»

Años más tarde me reuní con un ejecutivo de Internet para comentar ciertos asuntos. Le expliqué que uno de mis sueños era crear un servicio de suscripción que ofreciera muestras de productos de belleza. Mi propuesta no le impresionó, ya que en aquel entonces existían otros servicios de suscripción, así que le conté lo que ocurría en Tailandia.

Las muestras que enviaban los otros servicios podías conseguirlas gratis por ti misma. Mi intención era ofrecer muestras de calidad, no paquetitos de una sola aplicación de loción o acondicionador. «Creemos algo único», le dije. En cierto modo estaba homenajeando a mi yo adolescente, a aquella cría que buscaba como una loca las muestras entre las páginas de una revista de moda y compraba los cosméticos que otras devolvían. Y así es como nació MyGlam. Consistía en un servicio de suscripción de muestras de belleza que podías contratar online. A cambio de unos pocos dólares, recibías mensualmente una bolsa de maquillaje repleta de muestras de diferentes marcas. Quería que se convirtiera en el mejor servicio de suscripción de la Red y deseaba construir una comunidad de clientas para compartir trucos y recomendaciones.

Sin embargo, los primeros meses fueron algo difíciles. El día que estrenamos la página web vendimos mil bolsas. En cuestión de diez días nos quedamos sin productos. Todo el equipo de MyGlam se puso manos a la obra. Éramos pocos y no muy mañosos: no habíamos contratado una empresa de logística o empaquetado. Seguimos creciendo y creciendo, llegando a las 20.000 bolsas, y después a las 30.000. En una ocasión, enviamos las típicas muestras envueltas en papel de aluminio, algo que juré que nunca haría. Me enfadé muchísimo, pero ya era demasiado tarde: habíamos enviado todos los paquetes. Fue una lección que tuve que aprender: asegúrate de que la gente que te rodea sabe lo que es innegociable.

Sabía que perdería clientas, y así fue. Muchas suscriptoras se enfadaron conmigo, y no les faltaba razón, pues mi nombre estaba en el proyecto. Reuní al equipo y decidimos empezar de nuevo. Ningún sobrecito de una sola dosis más, solo muestras de lujo. Contactamos con las mejores marcas e inventamos un tema para cada bolsa: belleza playera, noche de fin de curso, cita en la alfombra roja. Las suscriptoras podrían crear un look completo con cada caja. Así que volvimos al punto de partida e hicimos las cosas de otra manera. Solo había una cosa que me inquietaba: el nombre. MyGlam nunca me convenció, pero teníamos que registrar una marca y lo cierto es que en aquel momento no se me ocurrió otra idea. Como parte de ese cambio de imagen, propuse renombrar la empresa. Después de todo, ¡no todo el mundo quiere ser glamouroso! A veces una prefiere verse atractiva, deportista, pija, elegante... o todo al mismo tiempo. Y de ahí salió Ipsy. Ipsy es lo que tú quieras que sea.

Admitimos nuestros errores y pasamos página.

Es todo un orgullo anunciar que Ipsy se ha convertido en uno de los servicios de suscripción de más éxito del mundo. La sede está ubicada en San Mateo, California, y seguimos planteándonos nuevos retos. No puedo estar más feliz con el equipo de Ipsy. Es emocionante ver cómo una serie de youtubers especializadas en cosmética escogen nuestros productos para su día a día y graban tutoriales para enseñar a utilizarlos.

LA NUEVA GENERACIÓN

Desde que empecé a grabar tutoriales de belleza en 2007, la comunidad de belleza online ha crecido de forma exponencial. Sin embargo, está muy fragmentada. Me pregunté si existiría el modo de reunirlos a todos: vloggers, bloggers e instagramers. A pesar de ser una comunidad muy unida (aunque hay rivalidades, por supuesto) la mayoría de nosotras jamás nos habíamos conocido en persona. ¿Cómo hacer de esa «comunidad» una comunidad real?

El equipo de Ipsy recibía montones de invitaciones para participar en conferencias de belleza o patrocinar eventos, pero las ofertas nunca nos convencieron. Yo había asistido a infinidad de esos eventos, y la mayoría

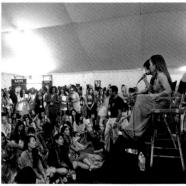

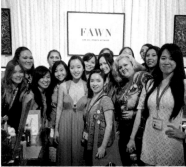

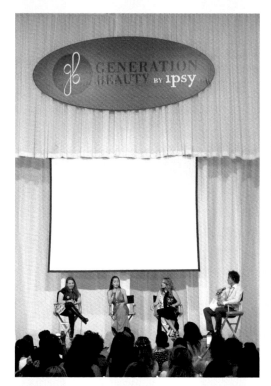

Celebrando una nueva generación de mujeres valientes e independientes.

pecaban de mala organización y aburrimiento. Así que pensé, ¿por qué no organizamos el nuestro, centrado en belleza digital, y subimos el nivel? Se me ocurrió que podíamos invitar a todos los creadores de contenidos de belleza y a marcas de cosméticos que comprendieran la importancia del impacto digital (te sorprendería saber cuántas firmas todavía hoy en día siguen sin entenderlo). Y así nació Generation Beauty. ¿El objetivo? Ser la mejor conferencia sobre belleza.

Como te puedes figurar, organizar Generation Beauty fue como preparar una boda. Escogimos el espacio L.A. Live, el complejo de ocio donde juegan Los Angeles Lakers, y dispusimos una gigantesca alfombra rosa en la entrada. Ideamos seminarios, talleres y fiestas. Las entradas se agotaron enseguida. Contratamos a los mejores estilistas y gurús de belleza del país para que asistieran al evento. Llegó el gran día y fue maravilloso. Nos visitaron más de mil doscientas personas y participaron una veintena de marcas. Las sesiones fueron muy productivas, ya que nuestros expertos compartieron técnicas de maquillaje además de lecciones empresariales.

Nuestra cuenta de Instagram echaba humo. Regalamos toneladas de productos increíbles. Y, puesto que una no solo vive del maquillaje, alquilamos el mejor servicio de catering de Los Ángeles para degustar los platos típicos de la ciudad.

Aprendimos la lección. El equipo de Ipsy realizó un gran trabajo y cuidó cada detalle pero, pienso, deberíamos haber invertido más tiempo. Fue muy estresante organizar el evento y cumplir con los plazos. Ahora, mi objetivo es que Generation Beauty se convierta en la mayor conferencia para bloggers y creadores de contenido digital especializados en belleza. Será una forma de reunirnos y aunar esfuerzos, pero no como competidoras, sino como hermanas y amigas, para estrechar lazos y aprender.

EL NACIMIENTO DE EM

Mientras trabajé en Lancôme, recibí una noticia inesperada. El presidente de la sede en Estados Unidos me invitó a cenar con otros colegas para ponernos al día. «Uau», pensé. Hacía tiempo que no hablábamos, así que creí que algo andaba mal. De camino a Nobu, un restaurante japonés del centro de Nueva York, me entraron los nervios. Tras pedir la cena, empezó a hablar. «Ha sido un placer trabajar contigo», dijo. Sentí que el final estaba cerca. En mi cabeza oía una vocecita que susurraba: «No pasa nada. Si te despiden, da las gracias por la oportunidad, mantén la compostura y sé amable. Y, por favor, no te pongas a llorar». Estaba tan ansiosa que todo parecía pasar a cámara lenta.

Así que cuando el presidente anunció «Nos gustaría que tuvieras tu propia línea de maquillaje», me quedé sin palabras. Era mi sueño hecho realidad pero me negaba a creerlo. ¿Había oído bien?

La línea de maquillaje no formaría parte de Lancôme, sino que sería una marca de nueva creación, una rama de L'Oréal, la mayor empresa cosmética del mundo. Me vinieron miles de ideas a la cabeza. Estaba entusiasmada, impaciente y ansiosa al mismo tiempo. Me sentía como Cenicienta cuando el hada madrina convierte la calabaza en un carruaje dorado.

El proyecto era *top secret*. Se suponía que no podía contárselo a nadie, pero en cuanto llegué a casa llamé a mi madre. Durante la cena, uno de los ejecutivos me prometió que la marca era como un lienzo en blanco. Lo tomé como una señal, porque siempre digo que la vida es como un lienzo en blanco. Lo que dibujes en él, depende solo de ti.

La iniciativa pasó a llamarse Project Sister (nombre en clave) y L'Oréal reunió a un equipo para trabajar en el lanzamiento. Me las ingenié para compatibilizar mis múltiples responsabilidades: grabar vídeos para Lancôme, YouTube y FAWN; supervisar Ipsy y producir vídeos para la empresa y trabajar junto con el equipo de Project Sister para decidir todos los detalles. Fue agotador pero emocionante al mismo tiempo. El equipo de Project Sister viajó a París para reunirse con un experto internacional en máscara de pestañas y decidir entre multitud de envases e instrucciones de desarrollo de producto. Para una *nerd* de la cosmética como yo, aquello era el paraíso. Pasamos tanto tiempo juntos, que el equipo se convirtió en una familia.

La marca necesitaba un nombre propio. Me encantaba la sílaba *em* porque, para mí, encarnaba la perfección. En vietnamita *em* es una palabra afectuosa que puede traducirse como «hermana pequeña», «novia» o «cariño». El lanzamiento oficial de la marca fue en agosto de 2013. La edición de septiembre de *Vogue*, la revista de moda por antonomasia y una gran influencia en los círculos editoriales, publicó un artículo sobre em. La actriz Jennifer Lawrence aparecía en la portada, y en la es-

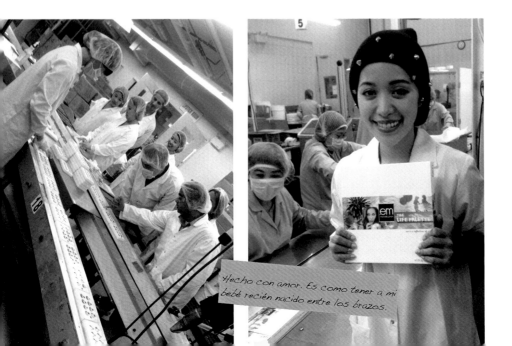

Hecho con amor. Es como tener a mi bebé recién nacido entre los brazos.

quina derecha un titular donde se leía: «¡Phan-
tástico! La blogger Michelle Phan recibe 700
millones de visitas». Fue un momento revela-
dor. La editora jefe de *Vogue*, Anna Wintour, y
la directora de belleza, Sarah Brown, siempre
habían confiado en mí, incluso cuando otras
revistas apenas me prestaban atención.

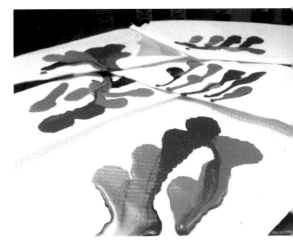

Para celebrar el lanzamiento, L'Oréal orga-
nizó una fiesta por todo lo alto con el equipo,
familia y amigos. Cuando subí al escenario,
dediqué em a mi madre, que estaba entre el
público junto con mi hermana. «Soy el reflejo de mi madre, al igual que
ella es el mío», dije. Si mi madre no hubiese sido tan valiente, si no hubiera
trabajado sin descanso para cuidar de su familia, nada de esto habría
ocurrido. Solo quiso tener una vida mejor para ella y su familia. Es mi héroe.

¿Y AHORA QUÉ?

Todas estas experiencias y oportunidades me han enseñado
muchísimo. Nunca pensé que llegaría hasta aquí. Incluso la
Universidad de Ringling me otorgó un título honorífico. Ser mi
propia jefa y dirigir un conglomerado de empresas jamás fue
mi objetivo en la vida. Hace tiempo, charlando con una amiga,
le confesé que prefería trabajar para alguien con el objetivo de,
tras cerrar la oficina, poder irme a casa y ver mi programa favorito o viciarme a videojuegos. ¡Esa era mi meta en la vida!

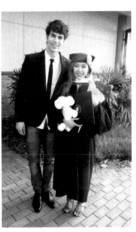

No sé por qué divina razón he llegado hasta aquí, sin una
brújula o un mapa (¡o Google Maps!). El camino ha sido duro,
pero siempre confié en que me llevaría a algún lugar maravilloso,
aunque no intuía dónde. Ahora me gustaría acompañarte en tu viaje.
Las páginas que siguen contienen mucha información práctica y, en ocasiones, divertida. No solo encontraremos tu camino juntas, sino que te
ayudaré a sacar lo mejor de ti misma.

Así pues, empecemos. Y, por supuesto, ¡buena suerte!

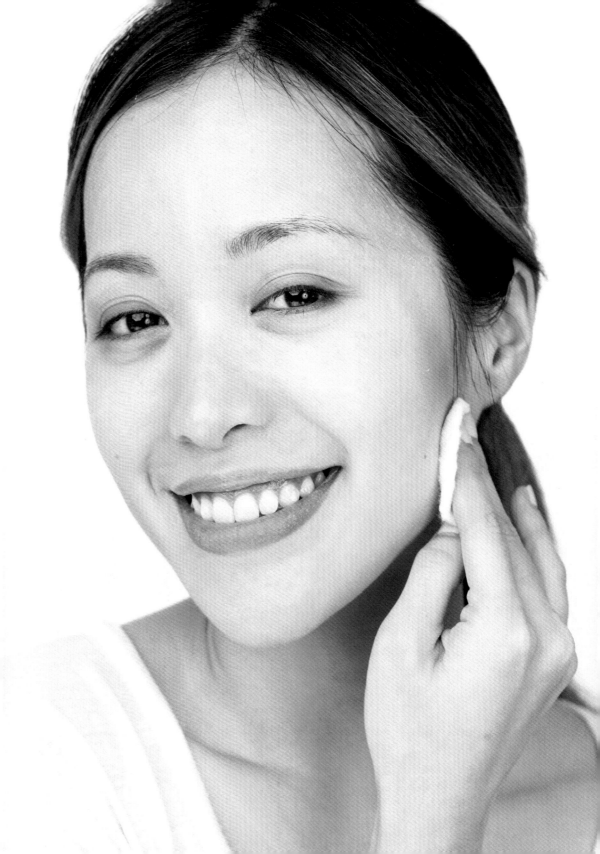

TRUCOS PARA EL CUIDADO DE LA PIEL

¿Un cutis perfecto? No dejes que se convierta en tu obsesión. Es un concepto idealizado que tan solo está al alcance de unas pocas. O se tiene un cutis perfecto gracias a la genética, o inviertes una fortuna en un dermatólogo de prestigio. La mayoría de las modelos y actrices no pueden presumir de una piel aterciopelada, sino que se aprovechan de las ventajas que ofrece el maquillaje, los retoques y una luz favorecedora. Si las conocieras en persona, te quedarías de piedra.

Así pues, ¿por qué molestarse en leer este capítulo si lucir una piel perfecta es un sueño inalcanzable? De todos modos quiero que cuides tu piel para que mejores su aspecto. Hay varias cosas que podemos hacer para asegurarnos de que nuestra piel está en condiciones óptimas, y aquí te mostraré los pasos a seguir. ¿Cutis perfecto? No. Pero ¿un cutis más saludable? Sin duda.

ENTENDER TU TIPO DE PIEL

Lo primero que debes hacer es averiguar qué tipo de piel tienes. Algo, por cierto, que te resultará muy útil en el siguiente capítulo, que aborda el tema del maquillaje.

Existen cuatro tipos de piel:

Normal
Seca
Grasa
Mixta

El significado de los primeros tres es literal. Normal es normal, seca es seca y grasa es grasa. Si no tienes ningún problema en la piel, lo más probable es que sea normal, ¡lo cual es una suerte! Si notas tirantez en la cara o incluso te pica, es seca. Y si te brilla en exceso o la notas aceitosa, es grasa.

La última categoría, mixta, es una mezcla de las anteriores. Quizá durante ciertos meses es normal, y después seca. O puede que la zona T sea grasa y, en cambio, el resto normal. Pueden darse todo tipo de combinaciones. En mi caso, por ejemplo, tengo la piel normal pero tiene tendencia a volverse grasa.

UN COMENTARIO SOBRE EL ACNÉ

El acné no es un tipo de piel. Cualquier persona, tenga la piel que tenga, puede sufrir acné. Antes se creía que solo los adolescentes con piel grasa y una dieta poco saludable podían tener acné, pero hoy en día sabemos que se trata de una enfermedad cutánea que afecta a personas de todas las edades. Existen varios remedios para tratar el acné, y el primero es concienciarse de que no es culpa tuya. El acné suele ser hereditario, pero eso no significa que debamos vivir con él día a día. Abordaremos este tema más adelante y te propondré diferentes formas para combatir y disminuir el impacto del acné en tu vida y en tu piel.

TU RUTINA DE CUIDADO DE LA PIEL

Una vez sepas qué tipo de piel tienes, ha llegado el momento de pensar en su cuidado diario. Esta rutina se basa en una serie de pasos que debes seguir para cuidar la piel. Quiero pensar que, a estas alturas, ya sigues una. Si no es tu caso, ¡te enseñaré cómo hacerlo! Y si la tienes, te ayudaré a redefinirla.

Me considero una fanática del cuidado de la piel, así que mi rutina es bastante elaborada. Una piel saludable exige tiempo. Cuando fui a Asia por primera vez me fascinó darme cuenta de que había mujeres más ob-sesionadas con el cuidado de la piel que yo. Algunas utilizaban hasta doce productos al día; eso sí que es dedicación. Mi rutina no es tan complicada, pero implica varios pasos y varios productos. Cuando la sigo al pie de la letra, me levanto con la piel hidratada, luminosa y elástica. Lo cierto es que tardé bastante tiempo en encontrar la rutina que más me convenía. Te prometo que establecer esa rutina y dar con los productos más adecuados para ti merece el esfuerzo.

PRIMER PASO: LIMPIEZA

La mayoría de las mujeres limpian la piel en exceso. ¿Alguna vez te has lavado la cara con jabón y has notado esa sensación de tirantez en la piel? ¡Pues eso no es bueno! Has despojado a tu piel de una capa de hidratación esencial. Me lavo la cara dos veces al día, pero nunca con jabón. Por la noche, utilizo desmaquillante de ojos para eliminar cualquier rastro de pigmento (som-bras, lápiz y máscara de pestañas) y después utilizo una espuma para el resto de la piel. Por la mañana, empapo un disco de algodón con agua y refresco la piel. Y nada más.

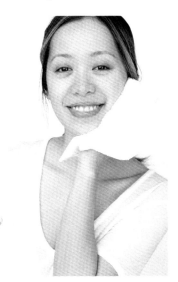

Si tienes la piel seca, utiliza un limpiador en crema, por ejemplo. Además de eliminar el maquillaje, limpia la piel sin maltratarla. Si tu piel es grasa, utiliza un limpiador en gel por la mañana y por la noche. Recuerda que no debes quedarte con sensación de tirantez después de lavarte la cara.

LIMPIADOR VERSUS JABÓN

¿Cuál es mejor? En general, los jabones son demasiado agresivos con la piel. Puedes encontrar jabones específicos para el rostro, pero incluso esos son demasiado fuertes. Sé que a muchas mujeres les cuesta creer que pueden lucir una piel limpia sin utilizar una gota de jabón, pero ¡es posible!

Los limpiadores suelen ser líquidos o cremosos, y los puedes encontrar en varios formatos. Existen dos clases de limpiadores: en crema o en gel. Pero

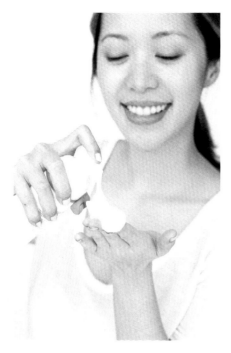

la diferencia no es tan sencilla. Dentro de la primera categoría, encontraremos productos que generan una ligera espuma y productos que son idénticos a una crema. Los limpiadores en gel, por otro lado, pueden ser muy suaves o, al revés, agresivos y espumosos, es decir, muy parecidos a un jabón en barra. La descripción que suele aparecer en algunos limpiadores es poco clara, así que cuesta saber qué estás comprando.

¿Estás hecha un lío? Perdona por tanta confusión. Pero una vez encuentres el limpiador adecuado para ti, tu piel te lo agradecerá. Echa un vistazo a las muestras de limpiadores y pruébalos antes de comprar el que más te convenza. Si tienes una perfumería de confianza, pídeles muestras. No seas tímida. Para eso las empresas hacen muestras. Su intención es que te enamores del producto y corras a la tienda a comprarlo.

DESMAQUILLARTE

Nunca, bajo ningún concepto, debes meterte en la cama sin desmaquillarte. Es como cepillarse los dientes: antes de irte a dormir, debes hacer ambas cosas. No quiero presionarte, pero también deberías incorporar el uso de hilo dental. Tal y como he mencionado antes, el proceso de desmaquillaje consta de dos pasos. Primero utilizo un desmaquillante de ojos a base de aceite; para eliminar cualquier rastro de maquillaje oscuro, como la máscara o el lápiz de ojos, necesitas un producto muy específico. Un limpiador básico no basta para retirarlo todo.

¡Utiliza un disco de algodón para desmaquillarte los ojos!

Empapa un disco de algodón con desmaquillante y apóyalo sobre el párpado y/o pestañas. Espera unos segundos para que el producto haga efecto y después retira el maquillaje. No pretendas retirarlo de una pasada, ten paciencia.

No utilices algodón tradicional para desmaquillarte. No es tan eficaz y te dejará las pestañas repletas de hilos incómodos. Ni siquiera masajees el contorno de ojos con algodón. La piel de esa zona es sensible, y por eso debes ir con cuidado.

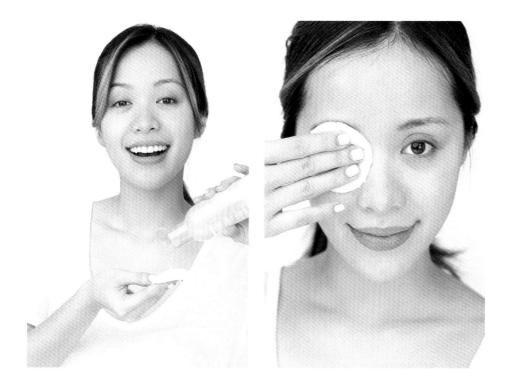

Para el resto de la cara, utilizo mi limpiador. Con eso debería bastar para retirar el maquillaje del rostro. Si ves que todavía quedan rastros, utiliza toallitas desmaquillantes antes de aplicar el limpiador. La combinación de desmaquillante de ojos, toallita y limpiador debería ser suficiente para eliminar todo el maquillaje.

Desmaquillaje para chicas perezosas

Llegas a casa tarde después de una cita, fiesta, trabajo, lo que sea. Estás agotada. Todas hemos pasado por eso. Lo único que te apetece es estirarte en la cama y descansar. Desmaquillarte y limpiarte la cara es lo último que en esos momentos se te pasa por la cabeza. Pero, por favor, no te acuestes maquillada: es lo peor que puedes hacerle a tu piel.

Ten siempre a mano toallitas desmaquillantes. Si compras toallitas que desmaquillan a la vez que hidratan, puedes saltarte el paso de hidratación y meterte en la cama directa. ¡Felices sueños!

¿Puedo utilizar toallitas para desmaquillarme los ojos?
Sí, pero enseguida comprobarás que no retiran por completo la máscara de pestañas. Es mejor usar un producto específico.

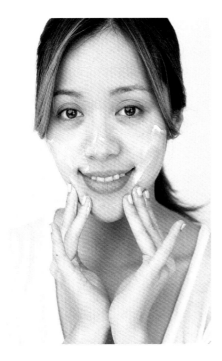

SEGUNDO PASO: PROTECCIÓN SOLAR

Debo reconocer que la protección solar me obsesiona. Todo el mundo sabe que la exposición al sol propicia la aparición de arrugas, así que cuanto antes empieces a proteger la piel, mejor. En el mercado encontrarás cremas solares de todo tipo, de modo que no hay excusa. Algunas fórmulas son demasiado pesadas y grasas, pero hay versiones más ligeras que apenas se notan.

Me gusta ponerme crema solar por la mañana, después de limpiarme la piel. Lo hago antes de aplicar cualquier otro producto, como un sérum o una hidratante. La piel debe absorber la crema solar para una protección completa. Pero eso depende de cada una; si prefieres invertir el proceso, no pasa nada. Utilizo un mínimo de protección SPF 35 y aplico la crema en el rostro, cuello y pecho. El pecho es una zona que suele estar muy expuesta a los daños del sol y, además, es muy delicada. A veces se nos olvida ponernos crema en el pecho, así que intenta convertirlo en un hábito.

Cada vez que veo a mi madre, me convenzo de la importancia de utilizar crema solar. Forma parte de su rutina diaria desde hace décadas, ¡y no tiene ninguna arruga!

¡NO TE OLVIDES DE LAS MANOS!

Siempre me pongo crema solar en las manos. Vivo a caballo entre Los Ángeles y Nueva York. Cuando estoy en L. A. conduzco todo el tiempo. Cuando están sobre el volante, las manos están muy expuestas al sol. Los primeros signos de la edad se ven en las manos, así que no las descuides.

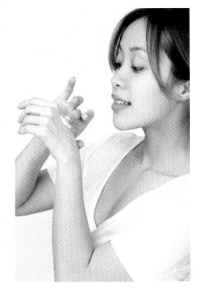

TERCER PASO: CREMA A BASE DE RETINOIDES

Hace años me declaré fan incondicional de este tipo de productos. Son cremas con alto contenido en vitamina A que potencian la producción de colágeno y suavizan las líneas de expresión. El retin-A es el retinoide más famoso. Para adquirir este tipo de cremas, o al menos las más efectivas, necesitas receta médica y, aunque pueden resultar algo caras, solo tienes que utilizar muy poca cantidad. Son productos concentrados, lo que significa que no por echarte toneladas serán más eficaces.

Cada noche aplico una crema a base de retinoides sobre los pliegues nasolabiales (las «arrugas» que van desde la nariz hasta la comisura de los labios), la frente y las patas de gallo (esas molestas líneas de expresión del contorno de los ojos). Lo hago para prevenir las arrugas. No pretendo eliminar el envejecimiento, pero sí frenarlo. Y este es uno de los pasos para conseguirlo. ¿Por qué no todo el mundo utiliza este tipo de cremas? Hay quien considera que su piel es demasiado sensible. Si optas por los retinoides, debes llevar la protección solar a rajatabla, ya que tu piel estará más expuesta a los efectos del sol. El coste y el fastidio de acudir al médico para que te haga la receta son otros inconvenientes.

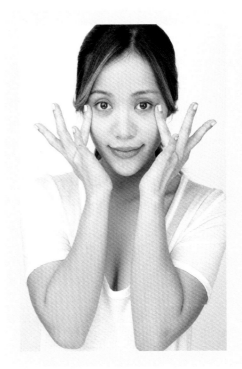

Si es la primera vez que utilizas retinoides, no lo hagas a diario. Deja que la piel se acostumbre al producto. De hecho, cuando vayas al médico a por la receta, puedes pedirle consejo. ¿Prefieres una versión sin receta médica? Busca un producto con retinol. Muchos sérums, cremas de noche, mascarillas faciales e hidratantes están compuestos de retinol como ingrediente clave. No conseguirás los mismos resultados que con una crema a base de retinoides, pero sin duda será más barato y fácil de adquirir. Utilices un producto u otro, ¡recuerda prestar especial atención a la protección solar!

Empecé a utilizar una crema con retinol cuando tenía diecisiete años. Me encantaba saquear el neceser de mi madre y probar todos los productos.

Cuando cumplí los veinte, subí el listón: de retinol a retinoides. Empieza a utilizar este tipo de cremas cuando lo creas conveniente. El retinol es más suave y menos abrasivo que los retinoides, así que si nunca has probado este chute de vitamina A, da una oportunidad a un producto que contenga retinol.

CUARTO PASO: SÉRUM

El sérum forma parte de otra categoría del cuidado facial que quizá te resulte un enigma. En pocas palabras, son cremas muy concentradas cuyos beneficios son múltiples. Puedes aplicarlo solo o antes de tu hidratante habitual. Suelo ponérmelo en el rostro, cuello y en el pecho, tanto por la mañana como por la noche. Por la mañana, después de la crema de protección solar y, por la noche, después de la crema a base de retinoides.

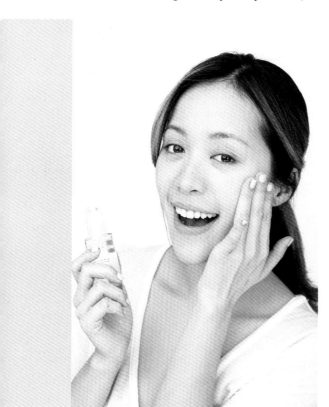

Hay varios factores que considerar antes de escoger tu sérum. Primero, ¿qué presupuesto tienes? Hay sérums para todos los bolsillos. Después, piensa en los objetivos que pretendes con él. Encontrarás sérums que ayudan a combatir el acné, que atenúan las manchas, que estimulan la producción de colágeno, que hidratan y un largo etcétera. Personalmente, por mi trabajo, prefiero los que previenen líneas de expresión y son antioxidantes. Vivo en constante estrés y en una zona con mucha contaminación. De este modo, consigo beneficios antiedad y nutro la piel.

Empecé a usar sérum antes de cumplir los veinte porque en la universidad apenas dormía. Considera el sérum como una taza de café. Despierta la piel, ¡le da vida! Y no te pone nerviosa, claro está.

QUINTO PASO: HIDRATANTE Y CONTORNO DE OJOS

Después del sérum, aplico la crema de contorno de ojos. Muchas mujeres se saltan este paso pero, en mi opinión, prestar atención a esa zona del rostro es una inversión a largo plazo. La piel que rodea el ojo es delicada y propensa a arrugarse así que, ¿por qué no cuidarla? Además, las primeras líneas de expresión aparecen justo ahí, de modo que tomar medidas es un gesto sabio. Utilizo poca cantidad de producto y lo aplico con el dedo anular (que, por cierto, ¡es el dedo más delicado!). Se aplica dando suaves toquecitos alrededor del ojo.

Después, paso a la crema hidratante. Yo prefiero las cremas con textura de gel porque son más ligeras y después es más fácil aplicar la base del maquillaje. Aunque utilice varios productos faciales, no me gusta la sensación de llevar muchas capas, y por ello esa textura es perfecta.

Antes de comprar una hidratante, estudia tu tipo de piel. Si es grasa, opta por algo muy ligero (sí, incluso la piel grasa necesita hidratación). ¿Piel seca? Busca un producto más rico y cremoso. En el caso de piel normal, decántate por una crema que hidrate bien. El presupuesto es otro parámetro que tener en cuenta. Si utilizas protección solar y sérum (y quizás una crema con retinoides) no tendrás que invertir demasiado en la hidratante. Al igual que ocurre con el sérum, la crema hidratante puede variar mucho de precio.

Aplico la crema hidratante en todo el rostro, cuello y pecho tanto por la mañana como por la noche, justo después del sérum. Es el último paso antes de maquillarse, o no. Sé que cuesta creer, ¡pero a veces salgo de casa sin maquillarme!

Ahora bien, si no tienes paciencia para una rutina facial de varios pasos, siempre puedes buscar una hidratante con beneficios múltiples: SPF, ingredientes antiedad y/o antioxidantes. Puedes lucir una piel sana sin seguir todos los pasos al pie de la letra.

¿NECESITO UNA CREMA PARA EL CUELLO?

Yo no la utilizo porque aplico el protector solar, la crema de retinoides, el sérum y la hidratante tanto en el rostro como en el cuello y considero que es suficiente. Lo importante es incluir esa zona en tu rutina diaria. Mucha gente dedica todo el cuidado al rostro, olvidándose que el cuello también necesita atención.

¡NO TE OLVIDES DE LAS MANOS!

Es muy fácil que las manos caigan en el olvido. Ya he mencionado que necesitan protección solar, pero también es necesario hidratarlas. Acostúmbrate a llevar una crema de manos en el bolso, en el neceser o en la mochila. Puedes comprar una pequeña, o rellenar algún bote vacío con crema corporal. Siempre que duermo en un hotel me llevo los botecitos de loción corporal, ¡el tamaño es perfecto!

Después de lavarte las manos (cosa que espero que hagas a menudo, ¡por cuestión de higiene!), hidrátalas. Busca una crema corporal o de manos que también contenga protección solar y matarás dos pájaros de un tiro.

¡Primero los pies!

Y ya que hablamos de partes corporales, ¡un apunte sobre los pies! Debes prestarles atención. Sufren muchísimo, sobre todo porque los zapatos femeninos no perdonan. Y no hay nada más horrendo que unos pies descuidados. Ya sabes a qué me refiero: piel seca y agrietada. Asqueroso. A mí me pasa sobre todo cuando llevo sandalias muy a menudo. Para evitarlo, unto los pies de vaselina y me pongo unos calcetines cualquiera, no tienen que ser especiales. Duerme con ellos y verás como al día siguiente tus pies están tan suaves como el culito de un bebé, ¡lo prometo!

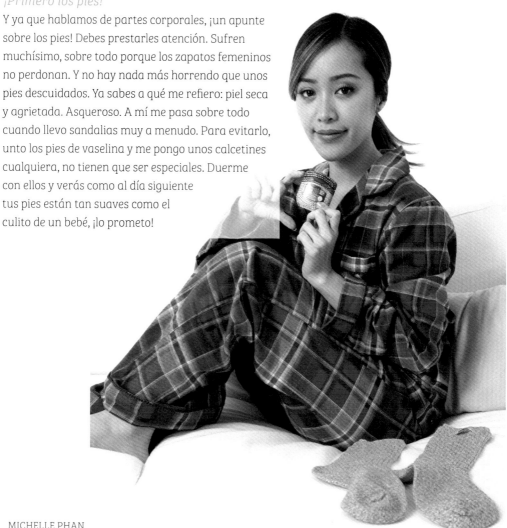

MICHELLE PHAN

COMBATIR EL ACNÉ

Como ya he dicho antes, el acné es una enfermedad. Hay gente que sufre un acné leve, es decir, un granito aquí y otro allí. Pero también hay quien padece quistes muy dolorosos que se forman bajo la piel. Sea cual sea el caso, acude a un dermatólogo. No sufras innecesariamente. Pide ayuda.

Por otro lado, puedes hacer algunas cosas para ponerle remedio. De algunas ya hemos hablado, como desmaquillarte bien cada día y limpiar la piel.

También puedes utilizar productos específicos para combatir el acné. Verás que la mayoría de estos productos contiene un ingrediente denominado peróxido de benzoilo, que ayuda a limpiar los poros y combate las bacterias. Pero cuidado con excederte. Podrías maltratar la piel hasta el punto de secarla y, en lugar de eliminar el acné, acabarías con una piel irritada y poco saludable.

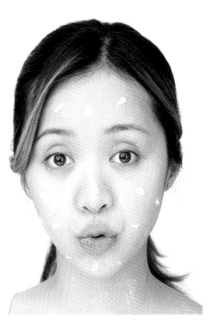

Debes hidratarla, así que utiliza una crema más ligera. Cuidado cuando utilices un exfoliante. Evita cualquier producto con microdermoabrasión porque potenciarás el problema. Si quieres utilizar un exfoliante químico, consúltalo antes con el dermatólogo.

Otra opción, a menudo ignorada, es la dieta. No me refiero a la leyenda urbana que asegura que el chocolate y los fritos causan acné. Hay gente que se alimenta de comida basura y presume de una piel estupenda. En ese sentido, la vida puede ser muy injusta. Pero cada cuerpo es distinto, y cada tipo de piel reacciona a la comida de una forma diferente. Es posible que ciertos ingredientes, como los lácteos o el trigo, estimulen tu acné, así que hazte pruebas de alergia. Si no sigues una dieta equilibrada, toma medidas para cambiarla. Come más fruta y verdura, sustituye las bebidas gaseosas por agua o té verde y elimina la comida procesada de tu vida. Con acné o sin, te sentirás mejor si comes sano. Y tu cuerpo te lo agradecerá.

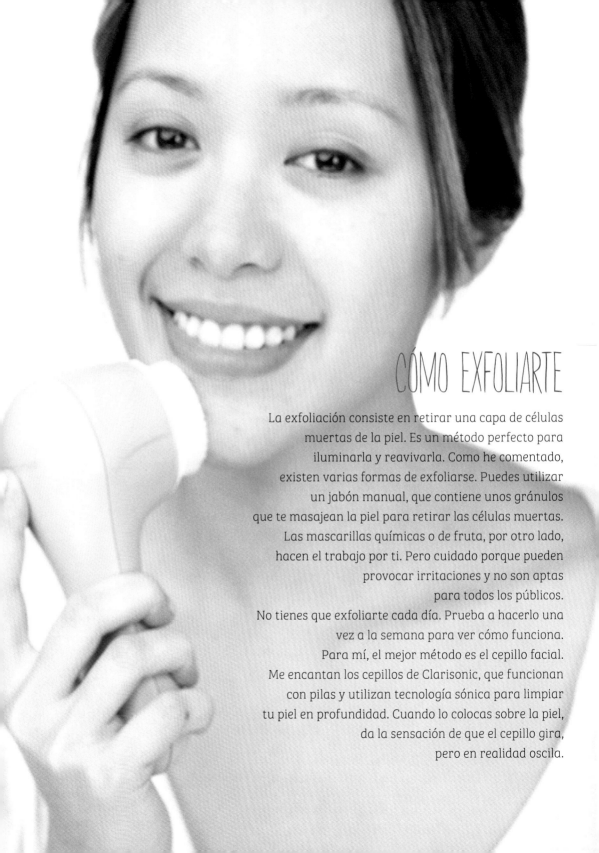

CÓMO EXFOLIARTE

La exfoliación consiste en retirar una capa de células
muertas de la piel. Es un método perfecto para
iluminarla y reavivarla. Como he comentado,
existen varias formas de exfoliarse. Puedes utilizar
un jabón manual, que contiene unos gránulos
que te masajean la piel para retirar las células muertas.
Las mascarillas químicas o de fruta, por otro lado,
hacen el trabajo por ti. Pero cuidado porque pueden
provocar irritaciones y no son aptas
para todos los públicos.
No tienes que exfoliarte cada día. Prueba a hacerlo una
vez a la semana para ver cómo funciona.
Para mí, el mejor método es el cepillo facial.
Me encantan los cepillos de Clarisonic, que funcionan
con pilas y utilizan tecnología sónica para limpiar
tu piel en profundidad. Cuando lo colocas sobre la piel,
da la sensación de que el cepillo gira,
pero en realidad oscila.

EXFOLIAR LOS LABIOS

¿Los labios se te resecan cada dos por tres?
Los míos sí, y por eso trato de exfoliarlos
con regularidad para eliminar piel muerta.
No hay nada más desagradable que una
barra de labios sobre una piel espantosa
y agrietada. Así que aquí te presento una
forma excelente de exfoliar los labios en
casa. Mezcla una cucharada de miel con
otra de azúcar, o sal,
y frótate los labios
con el mejunje.
Puedes utilizar
los dedos, un
cepillo de dientes
viejo o un cepillo
para cejas (sobra
decir que el cepillo
debe estar limpio
antes de usarlo). Retira
la mezcla con una
toallita húmeda y aplica
un bálsamo labial. Así de fácil.

Si tienes los labios resecos,
jamás te arranques
las pieles porque
puedes sangrar.
Si lo haces, tus
labios tendrán
peor aspecto
que al principio.

BÁSICOS CORPORALES

¿Y qué pasa con el resto de la piel del cuerpo? Pues bien, también necesita cierta atención. Después de todo, no puedes centrarte solo en la cara. Yo utilizo crema hidratante corporal y, sobre todo si tienes la piel seca, tú también deberías hacerlo. En la ducha también me exfolio el cuerpo utilizando unos guantes adecuados.

ADIÓS A LA KP

¿Alguna vez te han salido esos granitos rojos tan molestos en la parte superior de los brazos (o incluso en las piernas)? Es una enfermedad denominada keratosis pilaris, o KP, y es muy fácil de tratar. Olvídate de rascarlos con la esponja para eliminarlos. Para hacerlos desaparecer, solo necesitas una crema con ácido glicólico. Puedes encontrar estas cremas en cualquier farmacia, pero te aconsejo que consultes con el dermatólogo por seguridad.

SEGUIR UNA VIDA SANA

Estoy segura, ya lo sabes, pero comer bien y hacer ejercicio es bueno para tu piel. Empecemos por la dieta. La clínica Mayo, la famosa institución estadounidense dedicada a la educación e investigación médica, ha elaborado una lista de ingredientes que favorecen el aspecto de la piel. Son estos:

- Zanahorias, albaricoques y otras frutas y verduras amarillas
- Espinacas y otras verduras de hoja verde
- Tomates
- Moras
- Alubias, guisantes y lentejas
- Salmón, caballa y pescado azul en general
- Nueces

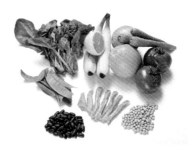

Intenta incorporar estos ingredientes a tu dieta. Aunque te guste la comida basura, trata de evitarla. Sustituye las bebidas gaseosas con azúcar por agua o té verde, como he dicho antes. Si eres incapaz de dejar los refrescos porque adoras las burbujas, prueba el agua con gas. Y planea cada comida con antelación, así es más fácil que comas fresco y sano.

En cuanto al ejercicio, ¡no dejes de moverte! Busca una actividad con la que disfrutes sudando, eleva el pulso cardíaco y activa la circulación. No solo eliminarás toxinas, sino que tu cuerpo te lo agradecerá.

PROHIBIDO FUMAR

Fumar es lo peor que puedes hacer a tu piel, y a tu salud en general. Contribuye a la formación de arrugas y amarillea la piel. Si pretendes lucir una piel bonita, no fumes. Así de sencillo. Quizá sientas la tentación de probar un cigarrillo, resístete. Una vez empieces, te será muy difícil dejarlo.

BRILLA CON LUZ PROPIA

Hay una razón por la que muchos me confunden con una adolescente cuando me ven sin maquillar. Es gracias a mis secretos de belleza, ¡que ahora han dejado de ser secretos! Te deseo mucha suerte en tu rutina de cuidado de la piel; espero que la información que he compartido contigo te haya resultado útil. Cuando te levantas por la mañana con la piel perfecta, la sensación es increíble.

Ahora ya estamos listas para hablar de maquillaje.

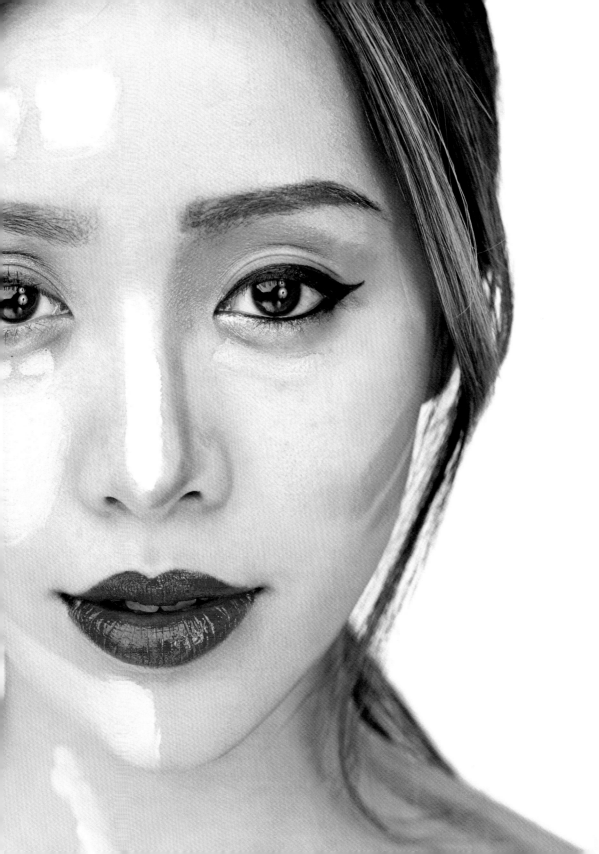

LAS BASES (Y ALGO MÁS) DEL MAQUILLAJE

No hace falta que diga hasta qué punto me apasiona el maquillaje. Si me conoces sabrás que ocupa un lugar muy importante en mi vida. Ante todo, el maquillaje es mi medio de vida. Sí, reconozco que parte de mi éxito se lo debo a la tecnología y a las redes sociales, en especial a YouTube, pero ¿habría sido posible sin el maquillaje? ¿Crees que habría podido conseguir los mismos suscriptores con tutoriales de cocina? Imagínatelo: «De acuerdo, ¡pasemos al pollo frito!». ¿O con vídeos para mantener la línea? «¡Y repetimos el ejercicio quince veces, chicas!»

¿Quién sabe? Pero hay algo de lo que estoy segura: el maquillaje se ha convertido en mi forma de expresión artística y creativa. Me fascina poder compartir todas mis experiencias con otras personas. No quiero ponerme muy seria porque el maquillaje debería ser divertido. Me quedo boquiabierta cada vez que una chica me confiesa que el maquillaje la intimida. ¡No hay razón para eso! Si cometes un error o no te convence el look que has escogido, te lavas la cara y vuelves a empezar. ¿No te gustaría que todo en la vida fuera así de sencillo?

Además, con maquillaje nos sentimos capaces de vencer cualquier guerra. ¿O acaso no te ves preparada para comerte el mundo cuando acabas de maquillarte, aunque no sea más que un toque de color en los labios?

Maquillarse es un ejercicio terapéutico. Te dedicas un tiempo solo a ti y, por si fuera poco, sacas mayor partido a tu rostro. Estás dando rienda suelta a tu creatividad, despertando así a la artista que llevas dentro. Es genial para la psique. Lo reconozco: maquillarse puede ser una tortura cuando tienes prisa o llegas tarde a clase o a la oficina. Hay días en que no estás segura de qué maquillaje escoger. Yo me ocuparé de ayudarte a solucionar eso. Una vez domines las técnicas, te sentirás mucho mejor y disfrutarás más del proceso. Cuanto más perfeccionada esté tu destreza, ¡más rápido saldrás de casa por la mañana!

En este capítulo hablaremos de muchos temas relacionados con el maquillaje. Abordaremos los aspectos más básicos y fundamentales porque quizá seas una novata en este mundo. Y tranquila, que si ya tienes algunas nociones te servirá para refrescar. También trataremos algunas prácticas más avanzadas. ¿Por qué no? Es divertido poner a prueba nuestra habilidad y ver hasta dónde podemos llegar.

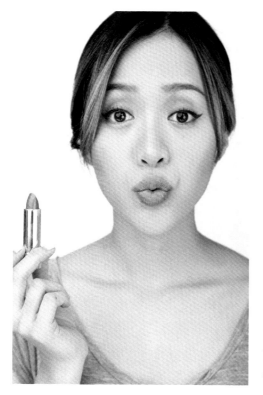

UN ÁNIMO, UN MAQUILLAJE

¿En quién quieres convertirte hoy? Esa es otra de las maravillas que ofrece el maquillaje. Puedes despertarte de una forma y salir por la puerta de otra bien distinta, ¡y no pasa nada! Suelo basar mi look en mi estado de ánimo. Si quiero parecer más segura de mí misma, me pinto los labios con un color oscuro o enfatizo la mirada. Si un día me siento tranquila y contemplativa, lo reflejo en el maquillaje. Y hay días en que salgo de casa sin maquillar. Mi elección altera por completo mi semblante.

Para mí, el maquillaje refleja el relato de tu historia; al fin y al cabo, consiste en celebrar los distintos momentos de tu vida con cambios muy sutiles de perfilador, barra de labios o sombras.

La vida de una mujer es multifacética. ¿Actúas igual con tu pareja que con tu madre o padre o con tus amigas o colegas de trabajo? Seguramente no. Nadie es la misma persona el cien por cien del tiempo. ¡Y es normal! Por eso me encanta ser mujer. Podemos cambiar nuestro look porque el maquillaje nos da esa opción. Ir maquillada o no representa la libertad de expresar cómo nos sentimos y quién queremos ser.

TU KIT DE HERRAMIENTAS

Antes de empezar a hablar de maquillaje, echemos un vistazo a las herramientas que necesitas. Del mismo modo en que un carpintero no puede trabajar sin un martillo o un peluquero necesita las tijeras, debes hacerte con los utensilios apropiados para aplicar bien el maquillaje. Esto no significa que debas gastarte una fortuna en brochas o aplicadores varios. Después de todo, la mejor herramienta la tienes tú: puedes aplicar sombra, base, corrector, colorete en crema, barra de labios y demás productos de maquillaje con tus propios dedos. Quizá no lo creas, pero incluso puedes conseguir un efecto *smoky eye* con la yema de los dedos. Sin embargo, no sirven para todo (por ejemplo, no puedes aplicar colorete en polvo). ¡Aplicar polvo compacto con los dedos puede ser todo un desafío!

Smoky eye – Utilizar los dedos

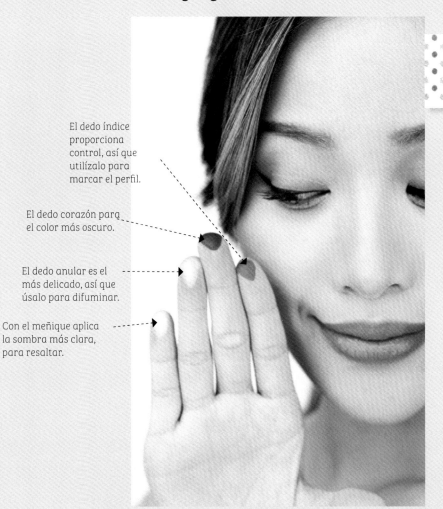

El dedo índice proporciona control, así que utilízalo para marcar el perfil.

El dedo corazón para el color más oscuro.

El dedo anular es el más delicado, así que úsalo para difuminar.

Con el meñique aplica la sombra más clara, para resaltar.

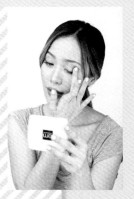

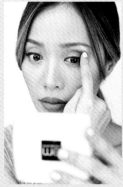

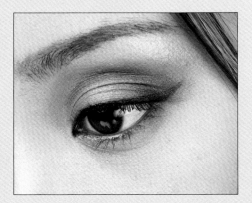

Unas brochas de buena calidad son siempre una buena inversión porque duran años, o incluso décadas. ¡Es cierto! Tan solo debes cuidarlas, lo que significa guardarlas bien en lugar de tirarlas de cualquier manera en el bolso o neceser. Es importante limpiarlas regularmente. De eso hablaremos enseguida.

¿Qué buscas en una brocha? Debe tener un mango cómodo y un gran número de cerdas. Antes de elegir una, pruébala en la mano. Si se caen algunas cerdas, no pasa nada. Pero una brocha que pierde cerdas cada vez que la usas es de mala calidad. Si te ocurre eso, devuélvela.

Hay dos tipos de brochas: de cerdas naturales o sintéticas. Las dos son una buena opción y funcionan bien por igual. Las veganas o vegetarianas prefieren las sintéticas. Si es tu caso, asegúrate de preguntar de qué están fabricadas antes de comprarlas.

Si no puedes permitirte una colección de brochas, empieza con una para los polvos compactos, otra para el colorete y, quizá mi favorita, una brocha de cerdas sintéticas para aplicar la base de maquillaje. Yo la uso siempre. Estas son las brochas básicas que merecen una buena inversión. Créeme, no te arrepentirás.

ALGUNOS EXTRAS

Conozco a varios maquilladores que prefieren aplicar la base de maquillaje con una esponja. Hay de todo tipo de tamaños, formas y precios. Hay esponjas muy económicas que funcionan de maravilla, así que no vacíes la hucha para ello. Tu elección dependerá de tus preferencias personales. Puedes utilizar la esponja seca o húmeda. Algunos maquilladores creen que una esponja húmeda proporciona una aplicación más suave y agradable, pero en mi opinión ambas opciones funcionan bien.

Las borlas se pueden utilizar para espolvorear el rostro y difuminar el colorete. La mayoría de los polvos compactos incluyen una, pero no siempre es de buena calidad; aunque cabe reconocer que son perfectas para pequeños retoques a lo largo del día. Por último, un consejo: lleva siempre contigo algunos bastoncillos de algodón. Son fundamentales para corregir pequeños errores o perfeccionar el perfilador de labios o el eyeliner. Pero cuidado, utiliza el algodón seco o empapado en desmaquillante.

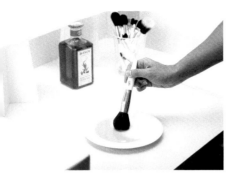

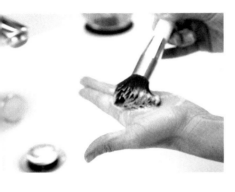

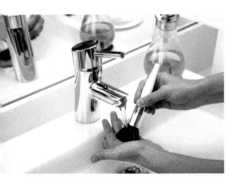

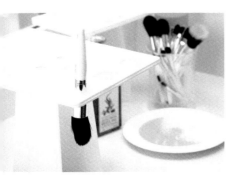

¿BROCHAS SUCIAS? ¡JAMÁS!

¿Cuándo fue la última vez que limpiaste las brochas de maquillaje? Espero que la respuesta no sea «nunca». Debes limpiar las brochas a menudo. A mí también me da pereza, pero debes adoptar esa rutina, del mismo modo en que te cepillas los dientes o te desmaquillas cada noche. ¿Por qué? Por dos razones. La primera es que las brochas, por defecto, acumulan producto, grasa y suciedad. Cada vez que las utilizamos, esparcimos todo eso por nuestra piel, y eso no es nada bueno, sobre todo para las que tendemos a sufrir erupciones. En segundo lugar, recuerda que siempre obtendrás mejores resultados si utilizas brochas o pinceles limpios. Todo pintor sabe que eso es una verdad como un templo.

Deberías regalar a tus brochas lo que yo llamo un tratamiento spa cada dos semanas. O cada semana, si es posible. No tienes que gastarte mucho dinero en un limpiador de brochas profesional. Solo necesitas un poco de aceite de oliva virgen extra y un jabón para platos antibacteriano. El aceite es para reparar las cerdas y el jabón para limpiarlas en profundidad. Echa un poco de aceite y jabón en un plato y pasa la brocha por encima. Enseguida comprobarás que los restos de pigmento y producto se despegan de las cerdas y se quedan en la mezcla. Después frótate la palma de la mano con la brocha para retirar la suciedad que queda. Por último, lava la brocha con agua tibia. Si sigues estos pasos, estrenarás brochas cada quince días.

Lo cierto es que aprendí este truco en una clase de arte. Recuerdo que era pintura al óleo. Si alguna vez has trabajado con esta pintura sabrás lo difícil que es de limpiar. El óleo levanta pasiones porque los colores duran mucho más que otro tipo de pinturas. Y precisamente por eso cuesta una barbaridad que los pinceles queden limpios. Conclusión: es fundamental lavar esos pinceles a diario.

Para secar las brochas, usa papel de cocina que absorba el exceso de agua. Sécalas con las cerdas hacia abajo. Si la parte central de la brocha queda húmeda es posible que el pegamento se suelte. Además, el agua puede provocar deformaciones y óxido, lo que te obligaría a cambiar de brocha. Si te resulta imposible secarlas boca abajo, hazlo de lado. Coloca las brochas sobre una toalla y deja que se sequen al aire libre. Jamás utilices un secador, radiador o cualquier superficie caliente. Las cerdas sintéticas tienden a secarse en un periquete, pero las naturales tardan más. Una brocha para aplicar polvo compacto puede tardar todo un día en secarse. Las más pequeñas, menos. Recuérdalo y tenlo en cuenta. No quieras llevarte la sorpresa de tener todas las brochas húmedas justo el día que tienes prisa o se presenta una ocasión importante.

TRUCO: *¿Tus brochas están sucias pero no tienes tiempo para limpiarlas en profundidad? Para revitalizar las cerdas, utiliza toallitas para bebés.*

Si prefieres esponjas o borlas, recuerda que también debes limpiarlas. Un jabón facial o un champú para bebés son la mejor alternativa. El lavaplatos puede ser demasiado agresivo.

MI RUTINA DIARIA

Antes de entrar en más detalles, me gustaría comentar un poco mi rutina diaria. Aplico el maquillaje en un orden específico concreto, y te explicaré por qué. Después aconsejaré algunos productos y varias técnicas de aplicación.

Cejas: Las maquillo antes que los ojos, labios y mejillas porque son el marco del rostro.

Prebase: Es la base del maquillaje que me ayuda a mantenerlo perfecto durante todo el día.

Base: Unifica el tono de mi piel.

Corrector: Cubre cualquier zona oscura (como las ojeras) o rojeces que la base no tapa.

Polvos: Reducen brillos indeseados y alargan la duración del maquillaje.

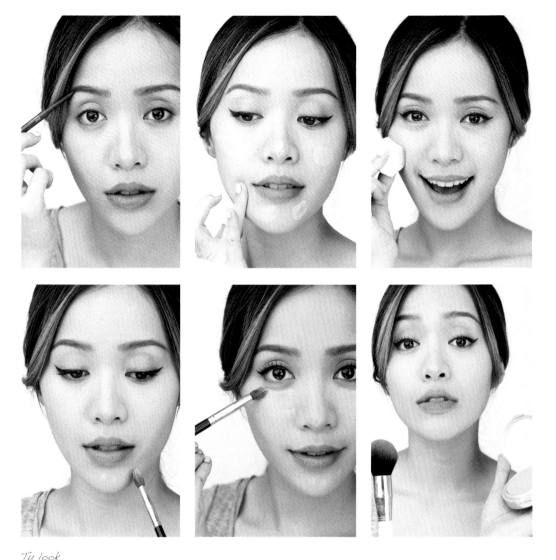

Tu look diario debe dar a entender que has dormido diez horas. Por suerte, el maquillaje puede ayudarnos con eso.

Después, me centro en la parte del rostro que ese día pretenda resaltar. Si quiero un *smoky eye*, empiezo por los ojos. Si me apetece lucir unos labios oscuros, primero la boca. Así todo quedará proporcionado. Asegúrate de equilibrar tu look. Eso significa que debes resaltar un punto del rostro y difuminar el resto. Por ejemplo, si quieres destacar tu mirada, los pómulos y los labios deben quedar neutros. ¿Labios rojos? Sé sutil con los ojos y mejillas. Es cuestión de equilibrio. Nunca te pases con el maquillaje. Lo último que queremos es que cuando alguien nos mire piense para sus adentros: «Uf. Qué maquillada va».

Mi último paso siempre es la máscara de pestañas. Es el toque final, como la laca en el cabello.

MICHELLE PHAN

EL ROSTRO LO PRIMERO

Hablemos de maquillaje facial. En esta categoría incluimos todo lo necesario para preparar y perfeccionar tu piel. Quieres un lienzo suave y liso antes de aplicar el maquillaje, y estos productos te ayudarán a conseguirlo.

PREBASE

¿Estás familiarizada con este producto? Prepara el rostro y ayuda a que el maquillaje se adhiera mejor. ¿Alguna vez has pintado una habitación? A veces se da una primera capa de imprimación antes de pintar con color. Este es el mismo principio. Busca un producto prebase (*face primer*, *makeup primer* o *foundation primer*). Todos funcionan igual. Sin embargo, algunos incluyen ingredientes que matizan, controlan los brillos, combaten el acné, potencian el bronceado, etc. Escoge el que mejor se adapte a tu piel.

Aplica una fina capa de prebase con los dedos después de hidratar la piel. Deja que se seque durante al menos diez segundos. Recuerda que debes utilizar muy poca cantidad de producto y, si solo piensas aplicarla en la zona T, todavía menos. Mi zona T tiende a ser grasa, así que necesito una ayudita extra ahí para que el maquillaje dure todo el día. Si un día en particular quiero que el maquillaje quede impecable, aplico prebase en todo el rostro.

Antes de comprar una prebase, plantéate si realmente la necesitas. ¡No es un *must* para todo el mundo! ¿Tu maquillaje dura todo el día sin prebase? Entonces sáltate este paso. Si desaparece una hora después de maquillarte, ya sea por la humedad, por tu tipo de piel o por cualquier otro factor, este producto es ideal para ti. Nunca te sientas obligada a utilizar un producto solo porque exista o una amiga lo utilice. Compra lo que necesites y te vaya bien.

Suelo usar base después, pero algunas mujeres prefieren utilizar solo la prebase (quizá combinada con polvo compacto). Esa podría ser una opción si tu tono de piel es uniforme y solo necesitas un retoque.

BASE

La finalidad de este producto es igualar tu tono de piel. A diferencia de la prebase, que carece de color, la base contiene pigmentos. La idea es elegir una similar a tu tono de piel para conseguir un look uniforme y liso. Si no tienes una piel perfecta (¿y quién la tiene cada día del año?), la base te ayudará a aparentar lo contrario.

Elegir una base puede resultar muy confuso porque el mercado ofrece miles de opciones. Ojalá la información que estoy a punto de compartir contigo te guíe en este proceso. Deberías probar varias fórmulas para ver cuál se adapta mejor a tu tipo de piel. La base es uno de los productos de maquillaje más caros, así que no malgastes el dinero comprando la equivocada.

TIPOS DE BASE

Base líquida: Es la más conocida. Suele venir en bote (a veces en tubo) y puede tener una consistencia ligera o espesa. Cuanto más ligera, más suave la cobertura. Y cuanto más espesa, más cubriente.

Hidratante con color: Es justo eso, una crema hidratante con pigmentos para cubrir imperfecciones. Puedes utilizarla como crema habitual, o como complemento para añadir una capa extra de hidratación. Estas cremas suelen ser más espesas que las hidratantes habituales.

Base con textura crema: Suele venir en barra o en formato compacto. Es suave y, a veces, incluso flexible. No es en absoluto líquida.

Base mineral: Son polvos con color hechos a partir de minerales. Se recomienda aplicar los polvos sobre el rostro con una brocha especial.

Base en polvo: Esta base proporciona color y además cubre imperfecciones.

Base con aerógrafo: Este producto incluye un mecanismo con espray que libera una base muy fina. Hay máquinas con aerógrafo a la venta, pero suelen ser muy caras y solo maquilladores cinematográficos o de teatro las utilizan.

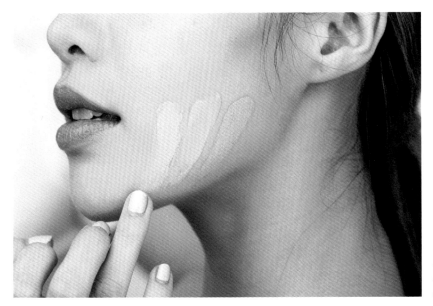

¿Qué color desaparece en tu piel?

Cómo elegir la base perfecta

Jamás pruebes bases en el dorso de la mano o en la parte interior del brazo. Si la tienda te permite probar el producto, elige las tres tonalidades más similares a tu color de piel. Cuidado con las bases que tienden a ser demasiado amarillas, rosadas o rojas. Traza una línea vertical en la zona entre la mandíbula y el pómulo. Sal fuera de la tienda para ver, con luz natural, qué color se adapta mejor. Si estás en un centro comercial, da una vuelta de unos 20 minutos. Algunas fórmulas se oxidan y cambian de color, así que deja que pase algo de tiempo para ver qué pasa. Debes encontrar un color que se fusione con tu piel. Si no funciona, sigue buscando. Al final encontrarás la adecuada para ti. Que el tiempo no te apremie.

Es como encontrar tu media naranja. ¡Antes de dar con el príncipe azul hay que besar a algunos sapos!

Color de piel versus tonalidad de piel

Entender la diferencia entre color de piel y tonalidad de piel (*undertone*) te servirá para encontrar la base adecuada. El color de piel puede cambiar con el tiempo o según la época del año, dependiendo de tu bronceado. Tu tonalidad de piel, sin embargo, siempre es la misma. Es, en términos literales, una tonalidad (ya sea fría, cálida o neutra) que tu piel irradia desde el interior. Escoge una base que se adecúe a tu color de piel pero que no diste mucho de tu tonalidad, o *undertone*. Por ejemplo, imaginemos que necesitas una base beis. Si tu *undertone* es cálido, escoge un beis con un toque más cálido. Quizá necesites una base con pigmentos amarillos, o que aporte más brillo. Si es frío, busca un beis más glacial.

En caso de que no tengas ni idea de qué *undertone* tienes, hay algunos trucos para averiguarlo. ¿De qué colores sueles llevar la ropa? Seguramente siempre compras prendas que te favorecen. ¿Prefieres los colores cálidos o fríos? Algunos ejemplos de colores cálidos serían calabaza, camel, melocotón, marrón o verde oliva. Suelen ser colores que recuerdan al otoño. Colores fríos, por otro lado, serían el azul cielo, el marino, blanco, violeta, lavanda, gris o rosa. ¿Y qué hay de los complementos? ¿Te sienta mejor el dorado (cálido) o el plateado (frío)? Por último, fíjate en las venas. Las venas azules apuntan a un *undertone* frío. Las verdes, a uno cálido. Y si no es ninguno de los dos, es que es neutro.

La maestría de la mezcla

Aunque existen infinidad de tonalidades de base y corrector en el mercado, es posible que no encuentres el tono perfecto para ti. En ese caso, puedes mezclar dos colores para obtener el deseado. Los maquilladores profesionales lo hacen siempre. Es como un artista pintando un cuadro. Has visto la paleta de un pintor, ¿verdad? El pintor pasa la brocha por encima de varios colores y los combina para conseguir el tono idóneo.

El tipo de base perfecto

El color no es el único factor a tener en cuenta a la hora de escoger una base. También debes pensar en tu tipo de piel y en la textura del producto. Si tienes la piel grasa, por ejemplo, no necesitas una fórmula hidratante, sino más líquida y matificante. ¿Quieres combatir el acné? ¿Prefieres una ayuda antiedad? Hay opciones para todo.

¿Qué es la BB cream?

Las BB creams aparecieron por primera vez en Corea y tuvieron tanto éxito que docenas de marcas lanzaron sus propias versiones. Estas cremas son hidratantes con color que ofrecen muchos extras, como SPF, antioxidantes, ingredientes de tratamiento, prebase, etc. BB, en inglés, significa «*beauty balm*» (bálsamo de belleza). Me declaro fan de las BB creams, pero no queda claro si es una moda pasajera. Ahora incluso hay CC creams, que significa «corrección del color» o «control del color». Me pregunto cuánto tardaremos en acabar el abecedario. Si sientes curiosidad por una BB cream, pide una muestra la próxima vez que vayas a la perfumería.

Quizá necesites cambiar de base a lo largo del año porque, en la mayoría de los casos, un único producto no te servirá para todas las estaciones. Si el clima cambia de forma radical (cálido y húmedo un día, frío y seco al siguiente), deberás intercalar dos bases, por ejemplo. O quizá tu color de piel también cambie en ciertas épocas del año. Necesitarás una tonalidad más clara o más oscura para que quede homogénea con tu piel.

Cobertura

Ahora ya conoces tu color y tonalidad de piel y sabes qué efecto pretendes conseguir con tu base. El paso siguiente consiste en decidir qué tipo de cobertura quieres. ¿Qué significa eso? ¿Necesitas un maquillaje denso? Quizá pretendas lucir un look retro. O tienes alguna cicatriz de acné que deseas cubrir. Busca palabras como mate, aterciopelado o cobertura total en el bote de la base. ¿Prefieres un suave toque de cobertura? Entonces encuentra palabras como ligero, suave y natural.

Cómo aplicar el producto

Tienes varias opciones para aplicar la base. Como he mencionado antes, me encantan las brochas para base. Son de un tamaño medio, con cerdas sintéticas. La brocha suele ser plana o curvada, muy parecida a la de aplicar los polvos. Proporcionan control y te ayudarán a aplicar una fina capa de base. Otras opciones son los dedos o una esponja. Hay maquilladores profesionales que prefieren utilizar una esponja húmeda porque consideran que el acabado es más aterciopelado. Pruébalo y escoge.

¿Todo el mundo necesita base?

¡¡En absoluto!! Si tienes un color de piel uniforme, puedes saltarte este paso y utilizar corrector y/o polvos. Depende de lo que mejor te vaya.

¿Dónde utilizo base?

Depende de la cobertura que quieras. Puedes utilizar base en todo el rostro, pero quizá parezcas demasiado «pintada». Yo prefiero utilizar base donde la necesito, es decir, en zonas con rojeces o donde quiero igualar mi color de piel, como alrededor de la nariz y en las mejillas. Me gusta empezar con una fina capa de base y después añado otra capa si es necesario. La mayoría de bases son «edificables», lo que significa que puedes aplicar capa sobre capa. Pero no te pases. Si aplicas demasiado producto puede quedar un poco apelmazado. No te olvides del cuello cuando te pongas la base. No tienes que cubrirlo del todo, pero asegúrate de repartir bien el producto por la mandíbula y el cuello. Evita a toda costa una línea evidente entre el rostro y el cuello. Si son de un color muy distinto, puedes extender la base por el cuello y el pecho para que quede bien igualado. Pero cuidado, escoge una base que no te manche la ropa.

CORRECTOR

Es una crema con mucha cantidad de pigmento diseñada para tapar granos, rojeces y ojeras. Se distingue de la base por la textura y la cobertura.

Tapar granos

Debes transformarte en un pintor cuando disimulas los granos. Yo utilizo una brocha correctora para aplicar varias capas de corrector justo encima del granito. No

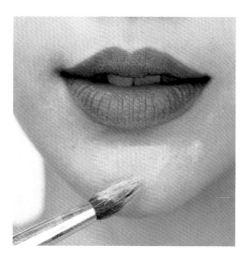

pongas demasiado corrector a la vez porque puedes obtener el efecto contrario. Con sumo cuidado, aplica varias capas, hasta que el grano desaparezca. Con la ayuda de la brocha, disimula el trazo del corrector para que parezca natural. Después, aplica un poco de polvos para fijar el maquillaje. No vuelvas a maquillar esa zona, a menos que necesites algún retoque. ¡Mantén el pelo, dedos y teléfono lejos del grano! Jamás apoyes el móvil en la cara, ¡te destrozará el maquillaje! Comprueba qué tal estás al mediodía para asegurarte de que todo sigue igual.

Un apunte sobre el corrector

El corrector debería ser uno o dos tonos más claro que tu color de piel. Cuando corriges alguna imperfección, en general intentas cubrir una zona más oscura, y de ahí que el producto deba ser más claro.

Cubrir las ojeras

No quieres parecer un mapache, ¿verdad? Sí, el corrector debe ser más claro, pero sin excederse. Si tienes ojeras, utiliza un corrector grueso que proporcione buena cobertura. De lo contrario, no bastará para cubrirlas. Puedes utilizar los dedos para aplicar el producto, pero considero que una brocha te ayudará a controlar mejor el trazo. Pon un poco de producto en

¿Cómo uso el corrector?

Puedes utilizarlo sobre la base en aquellas zonas que necesitan una ayuda extra, como las cicatrices del acné, espinillas y/u ojeras. O puedes utilizarlo solo, sobre la piel hidratada si solo necesitas cubrir ciertos granos.

el dorso de la mano y da toques ligeros con la brocha. Debes aplicarlo por capas; no pretendas hacerlo de una vez. Empieza por el lagrimal y sigue por debajo del ojo. Aplica una segunda y una tercera capa si es necesario. Hay quien tiene rojeces bajo la línea de las pestañas, que les otorga un aspecto de cansancio, así que también puedes aplicar una fina capa de corrector ahí.

Después, debes decidir si empolvar esa zona o no. Esa parte de la cara es muy delicada y puede resecarse. Sin embargo, el corrector puede moverse y acumularse en alguna zona del ojo. Los polvos pueden solucionar ese problema. Hay polvos especiales diseñados para las ojeras, pero los compactos funcionan muy bien. Aplica una capa muy ligera de polvos con una esponjita o una brocha.

¿Puedo utilizar base como corrector?

Por supuesto. Si la base te proporciona la cobertura que necesitas, utilízala para tapar algunas imperfecciones e iluminar las ojeras. Si necesitas más ayuda para cubrir cicatrices del acné u ojeras, usa corrector porque esa es la función para la que fue diseñado el producto.

¡No escondas tu tatuaje!

Sí, puedes utilizar corrector para disimular tu tatuaje, pero ¿por qué? Es una obra de arte que representa tu historia. En otra época, las mujeres con tatuajes se consideraban salvajes, pero esa forma de pensar ha quedado anticuada. Hoy en día, los tatuajes son una forma de expresión. ¡Deja que el mundo te conozca!

POLVOS

Ya sabes qué son los polvos, pero ¿qué pueden hacer por ti? Si llevas base y corrector, los polvos fijarán el maquillaje. La base y el corrector son productos cremosos que pueden moverse, así que los polvos los mantienen en su lugar y ayudan a que el maquillaje dure todo el día. Si tienes la piel grasa, los polvos también esconderán esos brillos indeseables.

TIPOS DE POLVOS

Polvos compactos: Polvos sólidos que vienen en un formato compacto.

Polvos sueltos: Tienen una textura más suave y esponjosa.

Polvos translúcidos: Son polvos muy ligeros sin color que pueden usarse en todo tipo de pieles. Sin embargo, he visto polvos con color etiquetados como translúcidos, así que cuidado con lo que compras.

Poluos selladores: Los polvos siempre fijan el maquillaje, pero algunos están diseñados específicamente para eso. Suelen ser compactos o sueltos, translúcidos y, por lo tanto, son compatibles con muchas tonalidades de piel.

Poluos base: Son polvos compactos algo más pesados que proporcionan la misma cobertura que la de una base líquida.

Poluos minerales: Un tipo de polvos, sueltos o compactos, hechos a partir de minerales.

DESTREZA CON LAS CEJAS

Las cejas no inspiran poemas o cartas de amor como la mirada o los labios, pero son una parte fundamental de un rostro bien maquillado. Quizá nunca te has percatado, pero las cejas enmarcan tu mirada y le otorgan una determinada estructura.

SIMETRÍA/ASIMETRÍA

Las cejas no tienen por qué ser idénticas. La mayoría de la gente tiene un rostro asimétrico, así que es probable que una ceja tenga una forma ligeramente distinta a la otra. Mientras se parezcan, no te obsesiones para que sean como dos gotas de agua. Siempre digo que las cejas son hermanas, no gemelas.

Si piensas retocarlas con unas pinzas, fíjate en cuál es su forma natural. No empieces a arrancar pelos sin ton ni son. Debes tener una idea. Decide qué forma te sienta mejor. Te recomiendo que eches un vistazo a algunas revistas de moda para ver fotografías de famosas y modelos y descubrir qué tipo de cejas te gusta más. Busca a alguien con unos ojos y rostro simi-

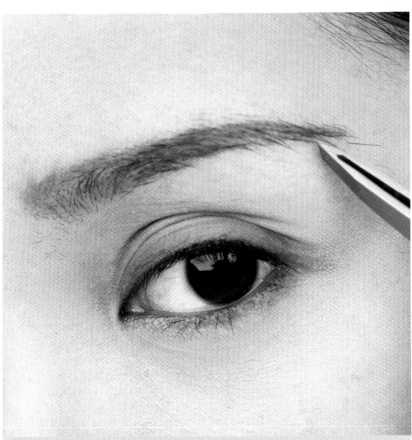

¿Cómo me retoco las cejas?

Me alegro de que lo preguntes. Si vas a hacerlo tú misma, recuerda este lema: menos es más. ¡Es muy importante! Las cejas pobladas siempre son más juveniles y frescas que las finas, a pesar de las modas del momento. El peligro de pasarse es que probablemente el pelo no volverá a crecer. ¿No me crees? Muchas mujeres (y algunos hombres) han cometido este error y todavía hoy se arrepienten.

Si es la primera vez que usas unas pinzas, es mejor acudir a un experto. Este les dará una forma que te favorezca y, a partir de ahí, podrás hacerlo tú. Sobre todo, ¡pide consejo antes! Jamás acudas a un salón de belleza a hacerte las cejas si no has visto cómo trabaja. Y las fotografías no cuentan.

lares a los tuyos. Muchas *celebrities* lucen unas cejas fantásticas, pero eso no significa que vayan contigo.

Después, coge un lápiz de ojos blanco y traza una línea para marcar los pelos que no quieres. Esa línea será tu guía para retocarte las cejas. Siempre con unas pinzas de buena calidad, ya puedes empezar a arrancar pelos. ¡Jamás arranques varios a la vez! Además de ser doloroso, no conseguirás la precisión que buscas.

Si no aguantas el dolor, envuelve un cubito de hielo en un trapo y apóyalo sobre esa zona. Eso debería aliviarlo.

¿Lápiz o polvos compactos?
Para unas cejas suaves y naturales, prefiero los polvos. Si quieres conseguir unas cejas más afiladas y precisas, no lo dudes, utiliza un lápiz tradicional. De hecho, yo siempre combino ambas versiones: polvos para suavizar las cejas y el lápiz para crear la ilusión de más espesor. En cuanto al tono, depende del color de tu pelo y cejas. Si tienes el cabello oscuro, escoge un tono más claro. Cabello rubio, un pelín (solo un pelín) más oscuras. Y para un look de alta costura, opta por unas cejas muy oscuras.

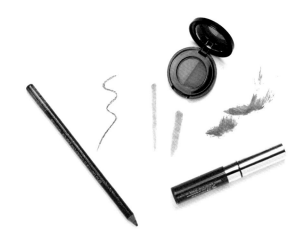

TE PRESENTO A MI BOBINA

El nombre es absurdo, ¡pero me encanta! Es la versión en miniatura del cepillo que utilizas para limpiar el interior de una botella. Es fundamental para presumir de unas cejas perfectas. Puedes utilizarla para peinarlas y difuminar el maquillaje. Suaviza cualquier punta y, si te has pasado con el lápiz, matiza un poco el color. Algunos lápices de cejas incluyen este cepillito. También puedes utilizarlo para retirar los grumos de la máscara de pestañas y, si está limpio, para exfoliar los labios.

ESPÍA OCULAR

El maquillaje puede cambiarte la mirada por completo. Fíjate en lo diferentes que se ven unos *smoky eyes* con pestañas postizas o unos ojos perfilados con eyeliner líquido. Increíble, ¿verdad? Las mujeres pueden alterar su mirada gracias al maquillaje. Sin embargo, maquillarse los ojos es un arte difícil de adquirir. ¿Mi mejor consejo? Enciérrate en el baño y empieza a jugar. Nadie tiene que ver tus experimentos hasta decidir cuáles te gustan más. En este caso, con práctica conseguirás la perfección.

CONOCE TUS OJOS

Cada una tenemos una forma de ojos y párpados distintos, y por eso es fundamental conocer tus ojos y así saber cómo resaltarlos mejor. Ahora, con los ojos abiertos, fíjate en los párpados. ¿Cuánto terreno de párpado, como me gusta llamarlo, tienes? ¿Apenas se ve o, por el contrario, tienes mucho espacio? Ojea algunas revistas de moda y belleza y encuentra modelos o actrices con ojos parecidos a los tuyos. Fíjate en el maquillaje que llevan e intenta copiarlo. No tienes que salir de casa siempre así, pero aprenderás a saber qué te queda mejor.

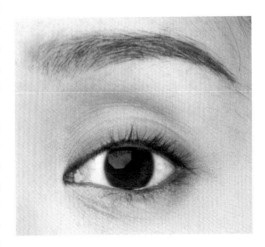

No te frustres si eres incapaz de copiar un maquillaje. Que no tengas un párpado espacioso no significa que no puedas divertirte y jugar con distintos looks. Todo se basa en perfeccionar la técnica. He conocido a mujeres con párpados muy distintos y con miradas de escándalo. ¡No te encierres! Juega y experimenta.

PREBASE PARA OJOS

Uno de mis productos favoritos es la prebase para el párpado, que se aplica antes de la sombra de ojos. Ayuda a que la sombra no se esparza o pierda color y, si tienes los párpados grasos, te resultará muy útil. Si quieres que la sombra te dure todo el día, ¡no olvides la prebase! Este producto también intensifica el color de la sombra de ojos, es perfecto. Enseguida notarás la diferencia. Algunas prebases para ojos tienen una textura cremosa; otras recuerdan a la silicona, sobre la que puede resbalarse la sombra de ojos. Yo siempre recomiendo probar todas las prebases antes de escoger una.

Sin embargo, no te recomiendo utilizar esta prebase en las ojeras. Esa zona es muy delicada y es preferible no utilizar demasiados productos. De lo contrario, se te verá demasiado maquillada.

Si quieres maquillarte los ojos, la prebase es el primer paso. Utiliza los dedos para aplicarla con toques muy suaves y extiéndela por los párpados hasta la ceja. Allí donde pretendas poner color, ¡primero la prebase! Espera a que se seque (unos treinta segundos) y tendrás los párpados listos para el siguiente paso.

SOMBRA DE OJOS NEUTRA

Da lo mismo el nivel de destreza que tengas con el maquillaje, jamás puedes equivocarte con este tipo de tonos. Son colores mates o brillantes con tonos tierra o *nude*. Piensa en tonalidades como crema, marrones, beis o grises. Es difícil dar un paso en falso con colores neutros. Nunca lleves un único color, ni uses una paleta entera para marcar el ojo. Siempre empieza por los colores más claros, y ve subiendo la intensidad. Así, podrás aplicar varias capas de color sin retirar las anteriores.

PALETA DE COLORES

Quizá no seas muy fanática de los colores neutros, sino del arcoíris. ¡Pues adelante y diviértete! Si sabes qué colores te favorecen más, utilízalos. Cuando somos nosotras mismas, estamos siempre espléndidas.

Con una única excepción, ¡la sombra roja! La sombra de color rojo otorgará a tu mirada un aspecto cansado e irritado. La mayoría de la gente debería evitar este color. Pero si eres una apasionada del rojo, no quiero desanimarte. En Japón, las geishas todavía utilizan sombra roja para lucir una mirada aún más seductora. Al fin y al cabo, lo importante no son los colores, sino cómo los llevas.

EYELINER

Hay muchísimos tipos e infinidad de formas de aplicarlos. Lápiz, crema, líquido, polvos. ¿Te apetece algo sexy? Intenta seguir la línea de pestañas, tanto superior como inferior. ¿Te apetece algo más inocente? Traza una línea muy suave sobre el párpado superior. ¿Punky? Difumina el eyeliner por todo el párpado móvil. ¿Sigues las últimas tendencias? Alarga el eyeliner hacia el exterior. Las opciones son múltiples.

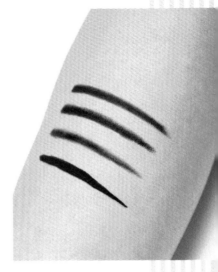

LÁPIZ DE OJOS

Creo que el lápiz de ojos es el producto de maquillaje más básico por el que se puede empezar. Es más maleable y fácil de usar. Si puedes escribir con un lápiz, podrás trazar una línea con este tipo de eyeliner. Después de todo, lo que te dispones a hacer es escribir/dibujar sobre el párpado.

Existen dos tipos de lápices: 1) Mecánico, cuyo extremo superior giras cuando necesitas más producto y, por lo tanto, no necesitas sacapuntas. 2) Tradicional, que sí necesitas afilar de vez en cuando. Es mi favorito porque puedes conseguir una punta mucho más fina que con el mecánico. Te permite trazar una línea más precisa y, por lo tanto, puedes controlar el look que deseas lucir.

TRUCO: ¡No afiles demasiado el lápiz! No te harás daño, pero si la punta se rompe habrás perdido el tiempo además de parte del producto.

SOMBRA DE OJOS COMO EYELINER

¿Sabías que puedes usar cualquier sombra de ojos como eyeliner? Es súper sencillo. Lo único que necesitas es la sombra y un pincel específico. Si quieres una línea afilada y precisa, humedece un poco el pincel. Puedes usar agua, pero yo prefiero el colirio porque se adhiere mejor al maquillaje. Un pincel seco proporciona una línea un tanto difuminada preciosa. A mí me encanta porque se ve más natural. Una vez más, todo depende del look que estés buscando.

MAQUILLAJE INVISIBLE PARA TU MIRADA

¿Qué significa maquillaje invisible? Pues consiste en un truco que crea la ilusión de una línea de pestañas espesa. Se consigue trazando una línea por debajo de las pestañas superiores. Es un look espectacular porque no parece que vayas maquillada: es natural y apenas tendrás que esforzarte. Pintar el interior de la línea de pestañas requiere algo de práctica. Es una zona sensible y es probable que el ojo llore. Así que ve despacio y con cuidado. Quizá tus ojos tarden en acostumbrarse a esta técnica. Se mueven de forma refleja, de modo que no te asustes cuando parpadees como una loca. A la enésima vez, tus ojos ya estarán insensibilizados y a prueba de balas, como los míos. Ahora puedo maquillármelos en el asiento trasero de un coche sin problema alguno. ¡Aunque no te lo recomiendo!

EYELINER LÍQUIDO

Si nunca lo has usado, es solo eso, un eyeliner líquido. Puedes encontrarlo en un pequeño bote con un pincel muy fino o como aplicador, tipo rotulador. Me encanta, ¡pero reconozco que tardé una eternidad en aprender a usarlo! Si antes decía que un lápiz de ojos podría compararse con un lápiz para escribir, un eyeliner líquido representa la caligrafía. Proporciona una línea más fluida. Puedes controlar su grosor, ya que puedes trazar una línea muy fina o muy gruesa. Es cuestión de práctica. Este eyeliner intimida a muchas mujeres, lo cual es comprensible porque no es tan manejable como un lápiz. Si no aciertas a la primera, no tendrás más remedio que limpiarlo con desmaquillante.

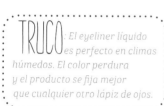

TRUCO: *El eyeliner líquido es perfecto en climas húmedos. El color perdura y el producto se fija mejor que cualquier otro lápiz de ojos.*

El eyeliner líquido se aplica, sobre todo, en la línea superior de las pestañas. Puedes dibujar una raya más gruesa o más fina, o incluso alargarla un poco. Yo no lo utilizaría en las pestañas inferiores, a menos que pretendas conseguir una mirada muy dramática o quieras parecer una modelo de alta costura merecedora de una portada de revista.

EYELINER EN CREMA

Este producto se presenta en un frasco muy pequeño y se aplica con pincel. Es parecido a un eyeliner líquido ya que puedes crear looks muy parecidos, aunque lo cierto es que el efecto es más difuminado y es más fácil de usar. Esta textura también proporciona distintos acabados: mate, metálico o brillante.

RESALTA TU MIRADA

Si perfilas la línea de pestañas inferior con un lápiz blanco o *nude* conseguirás crear un efecto óptico: tus ojos parecerán más grandes porque da la sensación de que el blanco de los ojos es más extenso. También es un buen aliado si pareces cansada o la línea de pestañas es roja. Es un truco para aparentar estar más despierta.

Otro truco consiste en aplicar un poco de sombra color perla justo alrededor del lagrimal. Da un aspecto muy juvenil y fresco a la mirada. Utiliza un dedo y, con toques muy suaves, dibuja una C alrededor del lagrimal. No te acerques demasiado al ojo y asegúrate de difuminar un poco la sombra o, de lo contrario, irás por ahí mostrando un semicírculo de producto. En cuanto a los colores, utiliza una sombra clara y brillante. Mi tonalidad favorita para esta zona es rosa con destellos dorados.

¿CÓMO CURVAR LAS PESTAÑAS?

¿Tienes un rizador de pestañas? Para las novatas, quizá sea un objeto algo intimidatorio. Para las que sabéis usarlo, permitidme que os confiese algo: es la mejor arma para sacar el mayor partido a tus pestañas. Antes de usarlo, échale un vistazo. ¿Ves esa pieza de goma curvada? Es una base suave para las pestañas. Asegúrate de que no se haya caído porque, de ser ese el caso, podrías romper algunas pestañas. Solo conozco a una persona a la que le ha pasado esto, ¡pero no quiero ser la segunda!

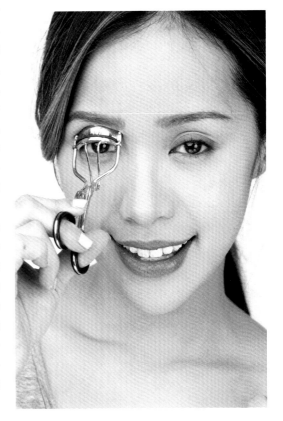

Abre el rizador y coloca las pestañas entre la base de goma y la parte superior, también curvada pero metálica, y aprieta con cuidado. Mantén el rizador cerrado durante diez segundos y después ábrelo. Intenta que el rizador pille las pestañas en la base o, de lo contrario, se formará una curva muy extraña en mitad de las pestañas. Debes rizártelas antes de aplicar la máscara. Con las pestañas inferiores: ¡mucho cuidado!

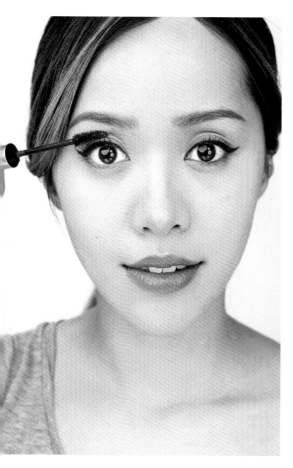

MÁSCARA DE PESTAÑAS

Igual que ocurre con la base, la elección de una máscara es un laberinto porque hay muchas opciones. Existen infinidad de fórmulas y formas de cepillos, y siempre salen nuevas versiones. Para encontrar la más apropiada, tendrás que probar varias. Solo porque cierta máscara de pestañas funcione súper bien para una amiga no significa que vayas a obtener el mismo resultado. Eso no quiere decir que sea una máscara mala, sino que cada una tenemos un tipo de pelo diferente, también en las pestañas. Algunas chicas tienen cabellera y pestañas finas, y otras, en cambio, gruesas. Conoce tu cabello para averiguar qué tipo de pestañas tienes. Yo tengo el pelo grueso y, sin embargo, mis pestañas son finas y crecen hacia abajo. Por eso necesito una máscara ligera y más bien seca que no ponga apenas peso sobre ellas. Algunas mujeres con pestañas finas adoran las máscaras *waterproof* porque no pierden consistencia a lo largo del día y su fórmula a base de cera sujeta mejor el rizo. En mi opinión, debilitan la pestaña. Como sucede con casi todo el maquillaje, ¡experimenta y descubre qué te va mejor!

TRATAR LAS PESTAÑAS

Como he mencionado antes, las pestañas son parecidas al cabello. Si sueles llevar máscara de pestañas, deberías tratarlas por la noche. Existen varios tratamientos de pestañas, pero la vaselina de toda la vida funciona de maravilla. Por eso, antes de ir a dormir, aplico un poco de vaselina en la línea de pestañas para acondicionarlas.

¿Una prebase de pestañas?

Esta prebase es un producto que se aplica antes de la máscara. Aporta grosor a las pestañas porque añade una capa extra y proporciona una base a la que la máscara se adhiere. Yo no utilizo prebase de pestañas porque me resulta muy pesada. Pero quizás a ti te vaya fenomenal.

BARRA DE LABIOS, PERFILADOR Y GLOSS

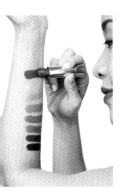

Prefiero no decirte cuántas barras de labios y glosses tengo. Pero puedes imaginártelo, ¡muchísimos! ¿Qué hay más divertido y femenino que esas dos cosas? Sí, el esmalte de uñas es la bomba, pero necesitas un poco de destreza para aplicarlo. Lo mismo ocurre con la sombra de ojos. Pero ¿una barra de labios? Es muy fácil jugar con ella y no equivocarte. Piensa hasta qué punto puedes cambiar tu look con solo pintarte los labios. Una barra de color rojo aporta volumen, ¡y muchas otras cosas! Una tonalidad nude, en cambio, aporta naturalidad. Un gloss color mandarina es divertido y los rosas siempre son juveniles, mientras que los malvas son sinónimo de sofisticación.

CÓMO PERFILAR LOS LABIOS

El perfilador de labios es muy útil, pero a menudo se utiliza mal. Creo que todas hemos visto a mujeres que abusan de él y dibujan unos labios exagerados. ¡Jamás caigas en ese error! El perfilador te da la oportunidad de crear unos labios más carnosos, pero jamás abuses. Sé sutil y utiliza un perfilador que se confunda con el color natural de tus labios. Cuando quieras agrandarlos, opta por colores neutros, ya sea en barra o en gloss. De lo contrario puedes parecer un payaso.

El perfilador también puede ser un gran aliado para los labios cuyo contorno es irregular. Utiliza un perfilador de un color similar al de tus labios para así disimular cualquier imperfección. Rellena el resto de los labios, si quieres. Puedes aplicarlo solo o antes de una barra de labios o gloss. Si has perdido algo de pigmento (lo cual suele ocurrir a fumadoras), puedes utilizar el perfilador para añadir un toque de color.

¿Piensas en un color rojo, oscuro o atrevido? El perfilador puede funcionar como prebase para ese color. Escoge un perfilador de un color parecido a la barra de labios y dibuja el contorno. Después, rellena los labios con el perfilador. Puesto que es

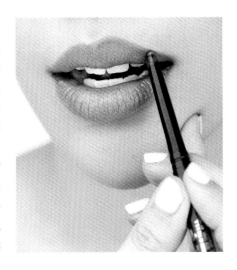

más seco y menos graso que una barra, proporcionará una barrera y, de este modo, el pintalabios no se agrietará (un problema muy habitual con colores oscuros). Una vez coloreados los labios, aplica la barra de labios.

TRUCO: *si tienes labios finos, un color muy brillante y atrevido acentuará el rasgo, así que opta por un lip gloss en color nude y brillante. Parecerán más carnosos de lo que en realidad son.*

¡PROHIBIDO FUMAR!

Ya tenemos más que suficiente con lidiar con la contaminación cada día. Si fumas, o te lo estás planteando, deberías saber lo perjudicial que es para tu piel y, en especial, para tus labios. Te reseca los labios y, además, los decolora. También estimula la aparición de arrugas alrededor que, por cierto, no son nada favorecedoras.

¿QUÉ ES EL ARCO DE CUPIDO?

Es la pequeña V situada en el centro del labio superior. Uno de mis trucos favoritos es resaltar el arco de cupido para dar la impresión de tener unos

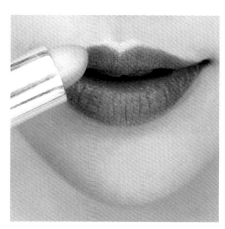

labios más carnosos. Es como un efecto 3D. Puedes usar una sombra blanca perlada o un lápiz blanco o *nude*. Marca la V después de aplicar el perfilador y/o barra de labios y después difumínalo un poco. No querrás salir de casa con una V blanca nuclear sobre tus labios, ¿verdad? Acaba con un poco de gloss y listo.

Si quieres que la V permanezca marcada, puedes aplicar antes una prebase. Con un toque de prebase de maquillaje o de sombra de ojos sobre esa zona basta.

BÁSICOS DEL COLORETE

Si bien los labios son una forma de expresión, el colorete representa una tonalidad. Por supuesto, puedes experimentar con distintos looks de colorete pero, a menos que vayas a una discoteca, seas la protagonista de un videoclip o lleves la vida de una estrella del rock and roll, opta por un colorete básico. No está mal que la gente se fije en tu sombra de ojos o barra de labios, pero ¿tu colorete? Es preferible que la gente no comente sobre ello. Debe ser un complemento y no el protagonista.

CONOCER LA FORMA DE TU ROSTRO

Cuando hablamos de colorete, es esencial conocer la forma de nuestro rostro para poder aplicar bien el producto.

CÓMO ENCONTRAR TUS PÓMULOS

¿No sabes dónde están los pómulos? ¡Pálpate la cara! Coloca los dedos sobre las mejillas y fíjate en la parte que sobresale más. Ahora, intenta encontrar unos huesos prominentes que se extienden hacia las orejas. Esos son tus pómulos.

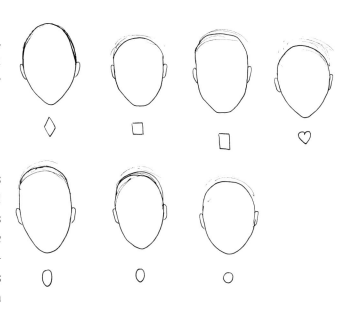

EL MEJOR COLORETE

¿Cómo saber qué color te favorece más? Para mí, el colorete debe ser una tonalidad, y no un color. No soy muy amante de los colores llamativos, prefiero los tonos naturales.

¡DIFUMINA!

No difuminar el colorete es el gran error de muchas. No salgas de casa con un «brochazo» de colorete en la cara, ya sea un círculo o un triángulo. Intenta esparcir el producto con una brocha, una esponja o una borla. Matizar, al fin y al cabo, es una forma de incorporar bien el color. Pero no te pases o retirarás todo el producto que acabas de aplicar.

DIFUMINAR Y RESALTAR

Difuminar y resaltar son dos acciones que solo las actrices, modelos y personas muy fotografiadas dominan. Consiste en un juego de luz y sombras que enfatiza ciertas partes del rostro y disimula otras. Sin lugar a dudas, es todo un arte.

En pocas palabras, difuminar es jugar con las sombras para borrar ciertas imperfecciones. Resaltar, en cambio, es capturar la luz para resaltar una cierta zona. Empecemos con difuminar. ¿Cómo funciona exactamente? Bien, primero necesitas decidir qué maquillaje utilizar. Puedes utilizar cualquier producto mate (bronceador, sombra de ojos, polvos compactos) o una crema específica. Intenta elegir un color neutro un poco más oscuro que el de tu color de piel. Para mí, los mejores son los colores bronce o beis. Puedes utilizar los dedos o una brocha de base de maquillaje para aplicarlo. Después, decide qué quieres difuminar. Puedes hacer que la nariz parezca más pequeña y/o más fina si aplicas este maquillaje a lo largo del puente y la punta de la nariz. Puedes marcar la mandíbula si oscureces esa parte. También puedes disimular las mejillas si ensombreces la zona inferior de los huesos y aplicas colorete justo encima. Asegúrate siempre de matizar los productos para que no salgas de casa con líneas oscuras en la cara.

Una pequeña advertencia: ¡no a todo el mundo le sienta bien un rostro difuminado! Puede envejecerte o marcarte demasiado los rasgos. Y de verdad, no todo el mundo lo necesita. En Asia, por ejemplo, no se difuminan las mejillas porque consideran que un rostro más rellenito les aporta juventud. En Estados Unidos pasa justo lo contrario: todas prefieren tener las mandíbulas y pómulos bien marcados. Personalmente, prefiero la primera opción, y justo por eso adoro resaltar. Además, a todo el mundo le sienta bien. Puedes resaltar las mejillas, el centro de los párpados o las cejas. Los trucos de marcar el lagrimal o el arco de cupido son formas de resaltar. Pero nunca, bajo ningún concepto, resaltes la frente. Resaltar consiste en enfatizar, y no creo que quieras aparentar una frente más ancha de la que tienes.

Para resaltar, necesitas un producto mate, y quizá brillante. Puedes uti-

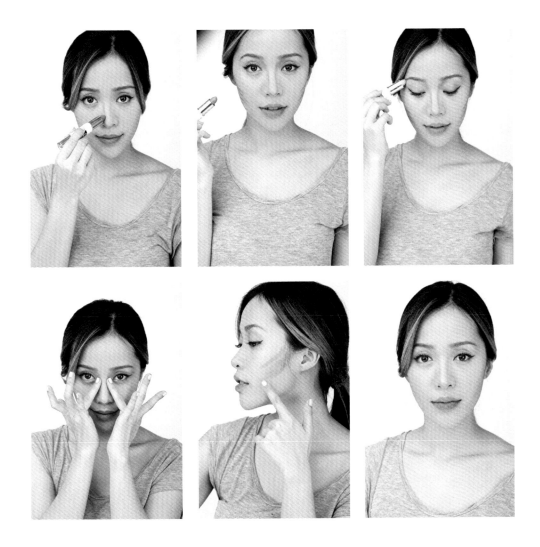

lizar polvos especiales, una crema específica o sombra de ojos. Pero una vez más, haz que quede bien integrado.

Para dominar estas técnicas, necesitas tiempo y experimentar. El ensayo-error es el mejor modo de aprender. Siéntate delante de un espejo y mueve la luz para ver dónde aparecen las sombras. Si puedes, baja un poco la intensidad y haz una foto. Vuelve a ponerte frente al espejo y empieza a recrear las sombras. Seguramente deberás aplicar varias capas para parecer más natural y no «pintada como una puerta».

ORGANIZA EL MAQUILLAJE

Tener el maquillaje bien ordenado es fundamental por varias razones. Cuando sabes dónde está cada cosa, no pierdes tiempo buscando ese producto que juraste ver la semana pasada. Además, cuando el tiempo apremia y todo está desorganizado, es muy fácil romper cosas. ¿Nunca te ha pasado que, mientras revolvías el neceser en busca de un colorete, se te ha caído una sombra de ojos al suelo? Si la respuesta es afirmativa, entonces ya sabes lo que puede pasar. El producto se rompe en mil pedazos y es imposible usarlo. El maquillaje es frágil, y por eso tienes que ser cuidadosa. De lo contrario no solo perderás tiempo, sino también dinero.

Antes de empezar a organizarlo, reflexiona sobre tu estilo de vida para ver qué se adapta mejor a ti. ¿Te sientas delante del tocador y te tomas tu tiempo en maquillarte? ¿O te maquillas deprisa y corriendo en el cuarto de baño? A mí me gusta sentarme en el suelo cuando me maquillo. Tengo un

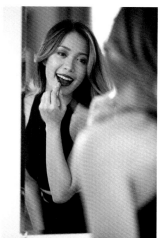

espejo enorme de Ikea cerca de la ventana, así que la luz es fantástica. La luz natural es perfecta porque no perdona. ¡Así luego evitas llevarte una sorpresa cuando sales de casa!

También piensa en cómo te gusta ordenar la ropa y complementos. Quizá seas una chica ordenada de por sí. ¿Organizas la ropa por color, temporada u ocasión? Pues haz lo mismo con el maquillaje.

Si el orden no es una de tus virtudes, entonces plantéate algunas preguntas. ¿Eres amante de lo práctico y portátil? Entonces quizá necesites un neceser que puedas llevar de un lado a otro y guardar en el fondo del armario. Al fin y al cabo, ¡son tus herramientas! ¿O prefieres que todo esté a la vista para que resulte práctico y bonito al mismo tiempo? Entonces busca tazas y tarros bonitos o cajas de decoración que puedas colocar sobre el tocador. ¿Quieres que tu habitación se parezca a una tienda de moda? Entonces dispón todo tu maquillaje sobre una tabla magnética; es un proyecto DIY (hazlo tú misma) la mar de divertido. Lo único que necesitas es una tabla magnética, algunos imanes y pegamento. Pega un imán en la parte inferior de cada producto y déjalo sobre la tabla. Coloca un espejo cerca y, tachán, ahí tienes tu tienda de belleza particular.

Si has acumulado muchos productos de maquillaje, quizá las cajas de zapatos sean la mejor opción. Puedes catalogar cada producto según color y tipo, como los maquilladores profesionales. Etiqueta cada caja y guárdalas en un armario.

EL NECESER BÁSICO

Siempre deberías tener un pequeño neceser con productos básicos que echar al bolso, mochila o maleta cuando lo necesites. Piensa en qué productos necesitas a lo largo del día, ¡y no te olvides de las emergencias!

Unos polvos compactos, una crema de manos pequeña, bálsamo labial, barra de labios o gloss, gel antibacteriano, una tirita, algunos productos femeninos, pañuelos, una o dos horquillas y algunas gomas de pelo. No incluyas nada más, o pesará demasiado. Guárdalo todo en un neceser o en un estuche y estarás preparada para cualquier situación.

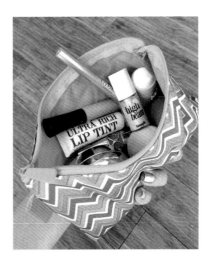

Si puedes permitírtelo, ten dos cajas de los productos que más usas, para tener siempre uno en casa y otro en tu neceser. Así no te entretendrás tanto al salir de casa buscando todo lo que necesitas.

CONCLUSIÓN

El maquillaje es divertido y te hace sentir poderosa. Espero que te hayas dado cuenta de eso después de leer el capítulo y que hayas aprendido alguno de mis trucos favoritos. Pero recuerda que eres preciosa, tanto con maquillaje como sin él. Sé que algunas estaréis negando con la cabeza. Quizá ahora no me creáis, pero algún día me daréis la razón.

¿Y la belleza interior? Me encantaría dedicar todo un libro a ese tema. Lo que esconde tu corazón, tu mente y tu alma es mucho más importante que el exterior. Olvídate de lociones, pociones y el último grito en maquillaje. ¿Qué nos sienta bien a todas? La amabilidad que, por cierto, es gratis.

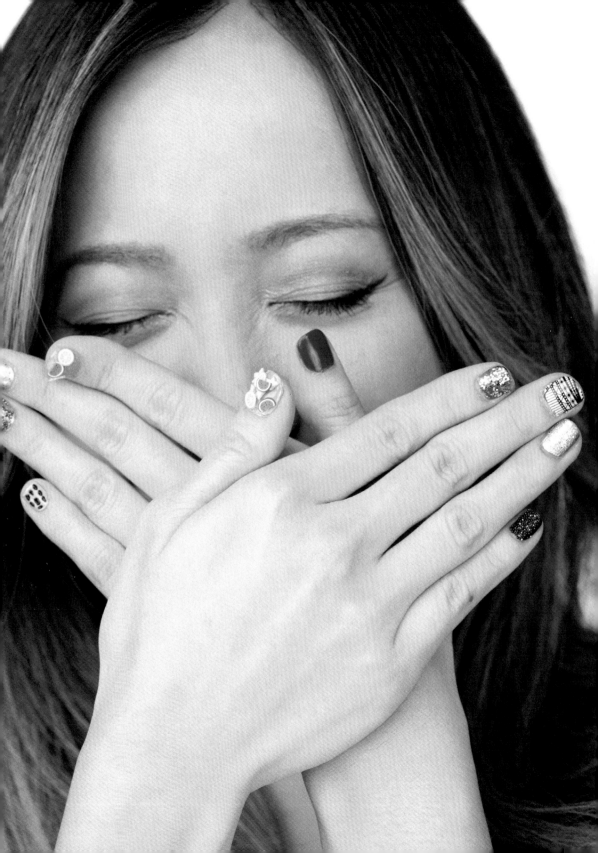

LECCIONES DE CABELLO Y UÑAS

E s evidente que mi especialidad es el maquillaje, pero debo reconocer que presto mucha atención a mi pelo y uñas. Al fin y al cabo se trata de un «todo», ¿verdad? ¿Qué sentido tiene presumir de un maquillaje impecable si descuidas otros detalles de tu aspecto? Mi obsesión con la manicura se remonta a la época que pasé en el local que regentaba mi madre, especializado en uñas. Pululando por allí aprendí grandes lecciones de vida, pero ya se sabe: en casa del herrero, cuchillo de palo. Quizá me hayas visto alguna vez con esmalte desconchado y es que, lo creas o no, ¡a veces llevo una manicura horrible!

Mi interés por la peluquería surgió por el tipo de pelo con el que nací: negro, grueso y áspero. No es fácil peinarlo, la verdad. A menos que quisiera pasarme la vida con una cola de caballo, no me quedó más opción que aprender a dominar ciertas técnicas.

Voy a compartir algunas lecciones que he aprendido a lo largo de los años, junto con trucos y consejos que te ayudarán a mejorar tus técnicas de peluquería y manicura. A base de práctica te prometo que puedes volverte una verdadera experta.

TEXTURA Y TIPO DE CABELLO

Tu cabello es tan personal como tus huellas dactilares. A veces incluso reconocemos a una persona por su pelo. En su estado natural, mi cabello es ondulado por detrás y liso por delante. Tengo una cabellera espesa y áspera, como ya he comentado. En lugar de plancharlo o rizarlo cada día para conseguir una misma textura, he aprendido a convivir con ello. Ojalá tuviera una melena ondulada o lisa, pero es imposible. Siempre deseamos lo que no tenemos, sobre todo cuando se trata de cabello. Y es que el dicho en este caso se cumple: las manzanas siempre parecen más buenas en el huerto del vecino.

Así pues, ¿qué tipo de pelo tienes? ¿Fino, normal o áspero? Quizá sea liso, ondulado, rizado, encrespado o una combinación de varios. También puedes tener un pelo graso, seco o normal.

Entender la textura y el tipo de cabello te ayudará a descubrir qué corte te sienta mejor. Te aconsejo que lo comentes con tu peluquero habitual, pero de eso ya hablaremos más adelante.

EL MEJOR CORTE DE PELO PARA TI

Antes de pasar la tijera por un mechón de pelo, haz los deberes. Una opción es acudir a tu peluquero de confianza y pedirle opinión, aunque corres el riesgo de que sea un desastre. ¡A mí me pasó! Es preferible hacer tus investigaciones antes de ir a la peluquería armada con varias fotografías de revista y una retahíla de preguntas.

Busca en páginas de Internet u ojea varias revistas para encontrar famosas y modelos con el mismo cabello que tú. No te fijes en las fotografías sobre una alfombra roja. Piensa que las celebrities cuentan con un ejército de peluqueros profesionales que trabajan para ellas. Intenta dar con instantáneas del día a día donde aparezcan con su pelo al natural.

Cuando escojas tus looks favoritos, sé realista. Quizá te gusta un estilo, pero ¿qué requiere lucirlo así de perfecto? ¿Cuánto tiempo estás dispuesta a invertir cada mañana frente al espejo? Piensa en tu estilo de vida. Si eres de las que nada más levantarse se recoge el pelo en una coleta, te arrepentirás de haberlo cortado demasiado. O quizás estés pensando en hacerte un corte masculino; antes de nada, asegúrate de estar preparada para un cambio tan drástico o, de lo contrario, ¡saldrás de la peluquería llorando a lágrima viva! ¿Y el flequillo? El flequillo es, sin lugar a dudas, un compromiso, tanto en el ámbito económico como temporal, porque debes retocarlo cada dos por tres.

Después, debes encontrar al peluquero apropiado para ti. Cuando entres en una peluquería, no dejes que cualquiera se ocupe de tu cabello. Una vez más, eso solo puede llevar al desastre. Intenta buscar al mejor profesional de tu pueblo o ciudad. Pregunta a tus amigas, lee críticas en foros online. Si ves a una chica con un corte de pelo que te gusta, ¡pregúntale quién es su peluquero! Se sentirá halagada, sin duda.

Antes de concertar una cita, pregunta cuánto te va a costar. Un buen peluquero resulta caro y es preferible evitar sorpresas desagradables. Si has encontrado a un peluquero que te fascina pero el presupuesto está fuera de tu alcance, pregunta si tiene un ayudante, por ejemplo.

Otra opción es acudir a una escuela de peluquería. Suelen hacerlo gratis o por un precio ínfimo. Es una buena alternativa si eres aventurera y arriesgada, ya que puedes conseguir un look que jamás habrías imaginado.

PROTOCOLO EN LA PELUQUERÍA

Es importante aprender a comunicarse con un peluquero. De lo contrario, saldrás con un corte de pelo muy distinto al que imaginabas. No tengas miedo a expresar tu opinión. No herirás sus sentimientos; al fin y al cabo, es un profesional. Un buen peluquero sabe lo importante que es para sus clientas salir de su local contentas y felices y, además, es tu pelo y estás pagando un servicio.

Jamás olvidaré el peor corte de pelo que me han hecho nunca. Tenía quince años. Solo quería cortarme las puntas, pero salí de allí con media melena. En un momento me di cuenta de que me estaban cortando mucho, pero quise pensar que se trataba de un escalado y punto. Me veía horrible, y fue una lástima porque podría haber donado todo ese cabello. Me fui llorando como una magdalena. ¡Así que habla cuando estés en ese sillón!

Una buena forma de cerciorarte de que tu peluquero ha entendido lo que quieres es comentar con él el corte de pelo. Pídele que te explique lo que está haciendo en cada momento para estar al corriente de todo el proceso. Así podrás relajarte en lugar de preocuparte.

El siguiente paso es esencial: presta mucha atención a cómo el peluquero te peina y no tengas miedo a hacer preguntas. Toma nota de los productos y utensilios que utiliza, y haz alguna que otra foto si crees que será útil. Eso sí, pide permiso antes de disparar.

LÁVALO/ACONDICIÓNALO

Hablemos del cuidado de tu pelo. ¿Lo lavas demasiado? Mucha gente comete ese error porque lavar el pelo se ha convertido en un hábito al que restamos importancia. Lo haces y punto, ¿verdad? Aunque en la mayoría de botes de champú se lee «lavar, aclarar, repetir», no tienes que hacerlo dos veces. Es exagerado. Lavárselo una vez al día ya es mucho, a menos que tengas un pelo muy graso.

Siguiente pregunta: ¿te lavas el pelo cada día? Pues no es necesario. Muchas de nosotras lo hacemos por costumbre. Si tienes el pelo muy seco o teñido, puedes lavarlo un día sí, un día no. Tu pelo agradecerá ese día de descanso.

¿Cómo te lavas el pelo? ¿Te echas un poco de champú en la palma de la mano y te frotas todo el cabello, desde la raíz hasta las puntas?

Recuerda que las puntas son la parte más seca del pelo, así que no tienes que lavarlas con champú. De hecho, es preferible que mantengan el máximo aceite natural posible. Céntrate en el cuero cabelludo. Después, cuando aclares el champú, deja que el agua empape el resto del cabello.

En cuanto a la elección de champú, busca un producto compatible con tu tipo de pelo. No te gastes una fortuna en productos capilares porque existen marcas económicas de gran calidad. ¿Sabías que hay champús específicos para cabello teñido? Me fascinan por varias razones: te dejan el pelo más suave y además potencian el color, sobre todo en el caso de cabello claro o mechas rubias.

Algunas peluquerías venden champú lila (¡sí, lila!) que evita que el cabello rubio se queme y lo mantiene con un color más natural. El champú puede asustarte un poco porque es del mismo color que una cera púrpura, pero es justo ese pigmento el que combate ese horrible efecto. Asegúrate de seguir las instrucciones y/o coméntalo con tu colorista antes de usarlo.

ACONDICIONADOR

Cuánto más, mejor. Esta es mi norma sobre el acondicionador. Tengo el cabello muy áspero y por eso necesito dos nueces de acondicionador antes de salir de la ducha. Lo extiendo por el cabello y dejo que pasen unos minutos antes de aclararlo.

Creo que todo el mundo debería utilizar acondicionador, pero, como ocurre con todo, debes elegir el mejor producto para tu cabello. Si tienes el pelo graso, por ejemplo, usa un acondicionador ligero; cabello seco, uno más hidratante. Cuidado con el cabello fino. Un exceso de acondicionador podría apelmazarlo.

¿Y el acondicionador sin aclarado? Muchas chicas con el pelo muy encrespado o rebelde adoran este tipo de acondicionador porque así pueden dominar sus rizos. Una vez más, vigila porque es posible que dañe el cabello. También existe el acondicionador de hidratación profunda, un producto idóneo para el pelo seco o dañado. Aplícalo después del champú y déjalo el tiempo necesario. Si quieres, sal de la ducha, lee una revista y deja que la mascarilla haga su efecto. Después de veinte minutos, vuelve a la ducha y aclara el acondicionador.

SECAR EL CABELLO

Cuando salgas de la ducha, o de la bañera, envuelve el cabello en una toalla. Aunque sea tentador, no trates de secarlo frotándolo. Dañarás el pelo. Si eres de las que te lavas el pelo por la noche, nunca te vayas a dormir con el pelo húmedo. Te despertarás con unas marcas que serán imposibles de disimular por la mañana. Sécalo un poco con el secador. No hace falta que quede completamente seco, pero tampoco húmedo.

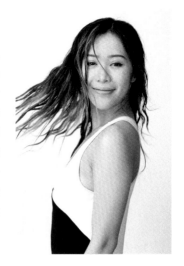

COLORES REALES (¡O NO TAN REALES!)

Todo apunta a que, en algún momento de tu vida, tendrás que teñirte el pelo. Quizá ya lo hagas porque a las mujeres nos encanta jugar con el color de pelo que la naturaleza nos ha dado. ¿Y por qué no? Cambiar de color de pelo es divertido. ¿Quién no siente curiosidad por saber cómo se ve la vida siendo rubia, morena o pelirroja ¿o incluso con el pelo azul o fucsia? Hoy en día, tanto celebrities como mujeres de a pie lucen melenas de todo tipo de colores, así que es difícil sorprender con el color de pelo. La mayoría de la gente ni siquiera parpadea cuando ve a alguien con el pelo de colores.

Teñirse el pelo puede ser divertido, e incluso puede cambiarte la vida. Me considero una experta en tintes, tanto temporales como permanentes. Mi color natural es castaño oscuro, pero lo he ido aclarando con los años. Hoy mismo he estado experimentando con un rosa que me fascina. ¿Quién sabe? Quizá mañana me apetezca probar algo completamente distinto.

BAÑO DE COLOR

Cuando te equivocas con el tinte, lo pagas caro. En la mayoría de los casos, puedes teñirlo de nuevo o dejar que un colorista profesional enmiende el error, pero algunas veces la única opción es cortarlo y dejar que crezca de nuevo. ¡Nunca llegues a ese punto!

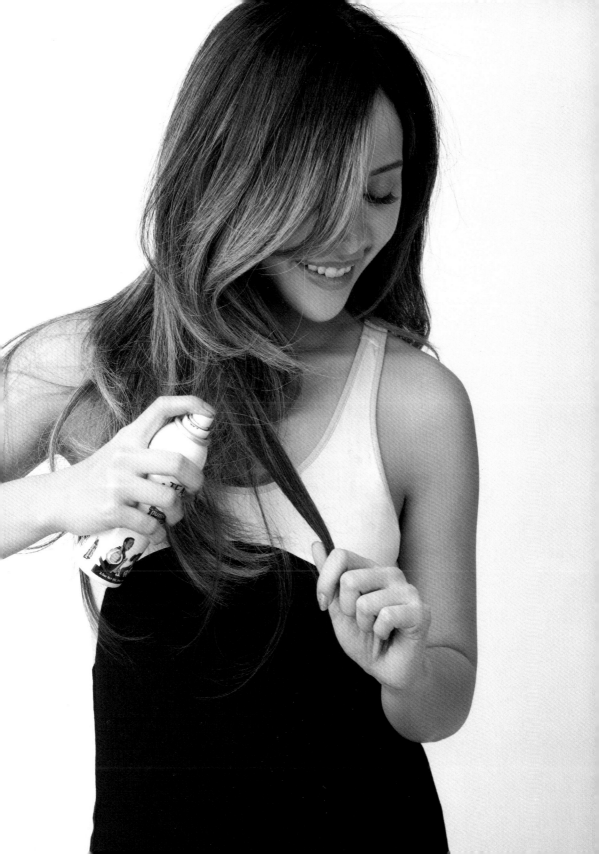

Así pues, hablemos de alternativas temporales. Son una opción perfecta si te gusta tu color de pelo natural pero te apetece jugar un poco. Quizá más tarde quieras teñirlo de forma permanente, o no.

La laca con color te cubre el cabello, o las mechas que desees, con un tinte temporal. Puedes conseguir un look muy intenso, ya que los colores son muy vivos. Pero si prefieres un mechón de color rosa neón, o una coleta azul eléctrico, estas lacas son la opción más acertada. Puedes comprarlas en tiendas de productos de belleza. Sobre todo sigue las instrucciones al pie de la letra y mira algunos tutoriales de YouTube sobre el tema. Una vez has utilizado el producto, quizá necesites varios lavados para retirar todo rastro de color. Y por último, mucho cuidado si tienes mechas muy claritas porque quizá te manchen el cabello.

COLOR SEMIPERMANENTE

Hay un paso intermedio entre el color temporal y el permanente, denominado semipermanente. Es otra alternativa para jugar con el color sin arriesgar. Pásate por tu perfumería y busca la sección de tintes capilares. Busca productos en cuyas cajas se lea la palabra semipermanente. Puedes aplicarlo tú misma en casa. Tu pelo irá perdiendo color a medida que pasen las semanas, dependiendo de la frecuencia con que te lo laves.

Hablaremos de cómo teñirse el pelo en casa más adelante. Las normas son las mismas para todos los productos, ya sean permanentes o no. A la hora de elegir un tinte, no te la juegues comprando marcas poco conocidas. En caso de que algo salga mal o te asalten las dudas, las grandes marcas tienen líneas de atención al cliente para atenderte.

MECHAS CALIFORNIANAS

Este look se puso de moda hace unos años y fue una revolución en el mundo de la coloración capilar. Cuando acudí a mi peluquero para hacérmelas, pensé que se trataría de una moda pasajera, pero lo cierto es que se ha mantenido. Básicamente consiste en una gradación del color: una tonalidad más oscura en la raíz y otra mucho más clara en las puntas. Es un look muy bonito, sobre todo para melenas largas ya que, sin arriesgar demasiado, pueden jugar con las distintas tonalidades de su color natural.

Con este tipo de mechas, no comprometes toda la melena a un color nuevo, ¡solo una parte! Existen varios kits que puedes comprar para hacerte las mechas en casa, pero también puedes ir a una peluquería. Lo más probable es que te encante el resultado y, si no es el caso, lo tiñes de nuevo.

COLOR PERMANENTE

Esto ya son palabras mayores. Si quieres aclarar, oscurecer, resaltar o iluminar tu cabello, esta es la mejor opción. Al igual que con las mechas californianas, puedes teñirte en casa o pedir ayuda a un colorista profesional. En el segundo caso, comenta antes con él qué color quieres. Y como ya te he aconsejado en otras situaciones, haz tus investigaciones para dar con el color de pelo que crees que más te favorece. Lleva fotos. Ayudarán a tu colorista a saber qué quieres en realidad.

TINTE CAPILAR DIY

Mi madre se tiñe ella misma el pelo, al igual que millones de mujeres. Las mejores marcas tienen sus propios kits para que te tiñas el cabello en casa. Son fáciles de aplicar y muy seguros, así que no tengas miedo a utilizarlos.

Aquí tienes algunos trucos para conseguir un color perfecto:

- ¡Lee y sigue las instrucciones! Los productos modernos son el resultado de décadas de ensayo y error, así que no improvises.

- Prepara el espacio de antemano con todo lo necesario: toallas, cronómetro, algo para leer. Necesitas esperar al menos diez minutos una vez hayas acabado de aplicar el color.

- ¡Ponte guantes! Vienen con el tinte por un motivo. No querrás acabar con las uñas y dedos manchados.

- Asegúrate de tener una superficie plana donde mezclar el color.

- Usa una camiseta vieja o un albornoz, o colócate una toalla alrededor de los hombros.

- Y hablando de toallas, no utilices toallas blancas o sin estrenar. Ten siempre a mano toallas oscuras y viejas.

- Es más que probable que salpiques la pared o el lavabo con el tinte. ¡Así que no te sorprendas! Ten una esponja o una toalla húmeda a mano para limpiar cualquier mancha de inmediato.

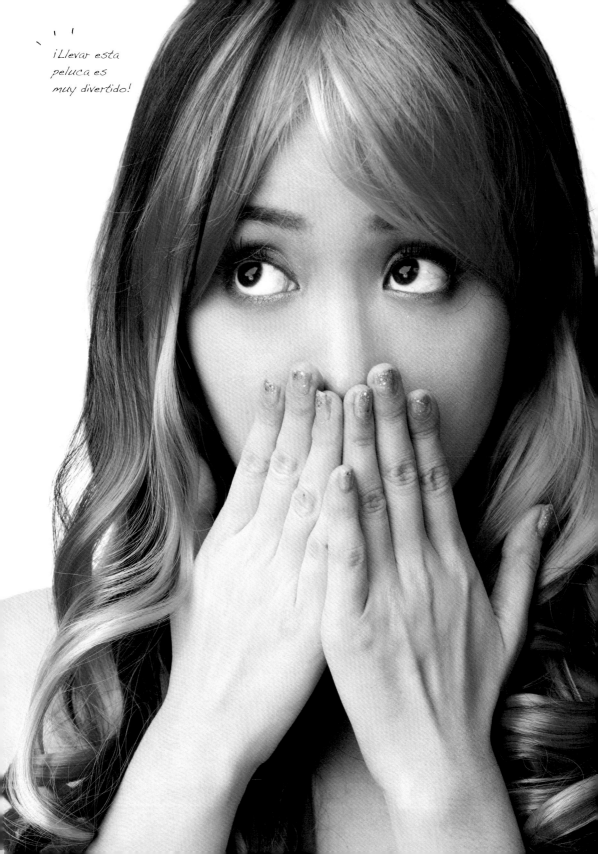

¡Llevar esta peluca es muy divertido!

- Tómate tu tiempo. No es una competición. Debes cronometrar cada paso del proceso para que todo salga bien, sobre todo si eres primeriza.

Mi último consejo es el siguiente: no seas extremista. Cuando te tiñas el pelo en casa, lo mejor es aclarar u oscurecer uno o dos tonos por encima o debajo de tu color natural. Si piensas arriesgarte más (por ejemplo, pasar de un rubio a un moreno o de un castaño a un pelirrojo), te recomiendo que acudas a un profesional.

PELUCAS Y EXTENSIONES

Hoy en día existen muchas opciones, para todos los bolsillos y en una amplia gama de colores. Aparte de las pelucas, hay productos de quita y pon: mechas, extensiones, coletas, trenzas y flequillos. Si has visto mis vídeos, sabrás cuánto me gustan las pelucas. Recuerdo la primera vez que llevé una. Olvidé comprar el casquillo, un gorro muy estrecho que se utiliza para esconder bien tu cabello real. Es esencial asegurarse de que la peluca es de tu talla y no se mueve. ¡Tuve que ponerme unos pantis en la cabeza! Si vas a ponerte una peluca, te aconsejo que te humedezcas el cabello, lo enrolles alrededor de la cabeza y lo sujetes bien con horquillas antes de ponerte el casquillo. El pelo debe quedar lo más plano posible.

Mi look cambió por completo cuando me puse la peluca. Todas deberíamos salir un día a la calle con una, ya sea de un color llamativo o natural, para darnos cuenta de cómo altera nuestro aspecto. Te sorprenderás, créeme. ¿Mi peluca favorita? Una multicolor que me convierte en una sirenita galáctica. Me encanta llevarla de vez en cuando.

Las extensiones más realistas, y también las más caras, están hechas de cabello natural. Pasan muy desapercibidas y sientan muy bien. En cuanto al pelo sintético, algunas piezas están muy bien hechas y parecen naturales. Pero la mayoría no da el pego: se parecen al pelo de Barbie, aunque en ciertas ocasiones puede ser divertido.

Echa un vistazo a tu tienda de belleza o busca online algunas extensiones. Si intentas que sean del mismo color que tu pelo, es preferible que las compres en persona. Sal a la calle con la extensión (tras pedir permiso, ¡claro está!) y un espejo y asegúrate de que el color sea el mismo con luz natural.

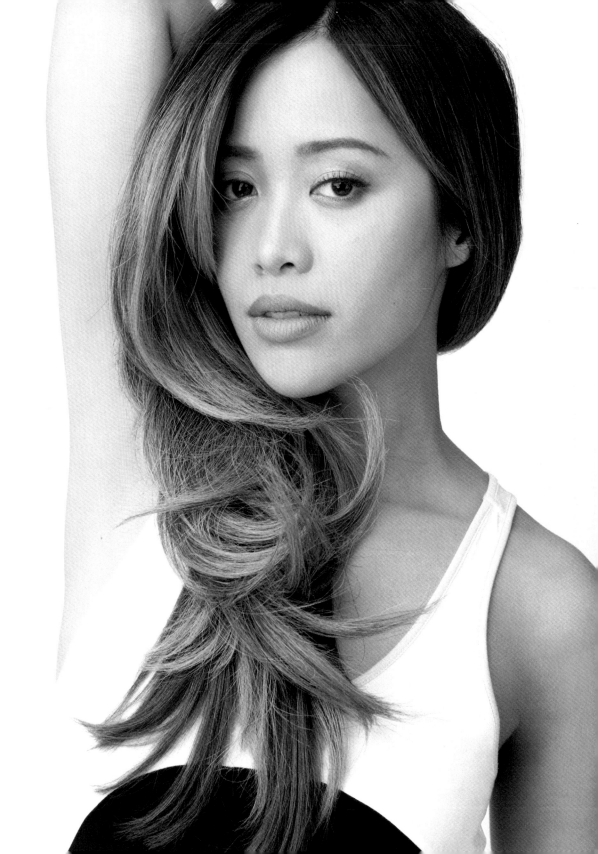

TRATAMIENTOS CAPILARES NATURALES

Es imposible superar a la Naturaleza en lo que a productos de belleza se refiere. Mis tratamientos capilares los compro en un supermercado ecológico, como el aceite de coco. Lo aplico a las puntas, la parte más seca. ¡Pero recuerda lavarte el pelo cada mañana!

¿Alguna vez te has aclarado el pelo con vinagre? Es perfecto para retirar residuos y recuperar su brillo natural. Y no te preocupes, el pelo no te apestará a vinagre. Opta por uno blanco o de manzana y echa media taza, o una entera, en un bote de champú vacío. Dilúyelo con el mismo volumen de agua. La cantidad de líquido que necesitas depende de lo largo que lleves el pelo. Lávate la cabeza y después empápala con la mezcla de vinagre. Masajéate el cuero cabelludo con los dedos y aclara con agua tibia. Aplica una mascarilla y listo.

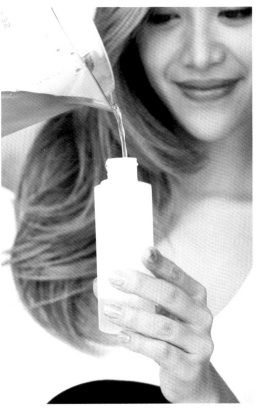

HAZLO TÚ MISMA

¿Te gustaría que un estilista viniera a tu casa cada mañana para peinarte? Sería un sueño hecho realidad. Pero sin él, no nos queda más remedio que ser nuestras propias estilistas. Y no pasa nada, porque hay infinidad de utensilios, trucos y productos que te ayudan a conseguir el mismo resultado que el de un profesional.

PARA UN LOOK DIFERENTE, CÁMBIATE LA RAYA DEL PELO

Es la forma más fácil y rápida de cambiar de look. No te arriesgas y tampoco necesitas ningún producto especial o la ayuda de un experto. Lo único que debes tener a mano es un peine. ¿Dónde llevas la raya ahora mismo? La raya al medio otorga un aspecto dulce e inocente. Piensa en *Alicia en el País de las*

Maravillas o en *Blancanieves*. O también puedes darle un toque hippie chic. Las rayas al lado también ofrecen una amplia variedad de looks. Una raya al lado muy marcada puede ser sexy o retro (recuerda a Jessica Rabbit). No soy muy amiga de la raya en zigzag. Se me hace raro tener una línea en zigzag tan perfecta en la cabeza. Si la despeinas un poco, quedará mucho mejor. De hecho, una línea central un tanto alborotada es el último grito en peluquería.

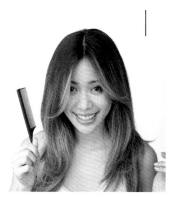 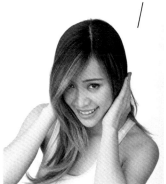 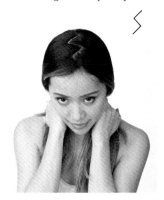

UTENSILIOS

Estos son los utensilios básicos para mí:

- Rizador
- Cepillo de cerdas naturales
- Secador
- Cepillo redondo
- Plancha para el pelo

Rizador

Es mi utensilio favorito. Además, en poco tiempo puedes dominarlo a la perfección.

Lo primero es averiguar cuál es el tamaño del cañón más apropiado. El cañón es la parte del rizador que se calienta y proporciona un rizo. Cada rizador es de un tamaño diferente: los cañones pequeños forman rizos más estrechos y los grandes unas ondas menos marcadas.

Si eres una novata en lo que a rizadores se refiere, antes de comprarlo mira tutoriales para descubrir qué tamaño de cañón prefieres. Una vez tengas el rizador en casa, invierte un fin de semana en visualizar más tutoriales, sentarte frente a un espejo y probar. Descarta los vídeos donde aparezcan profesionales peinando a modelos, y opta por vídeos donde la protagonista esté usando el rizador en su cabello. Tanto las técnicas como los movimientos son distintos si trabajas tu cabello o el de otra persona.

Cuando navegues por YouTube, es muy posible que te cruces con un vídeo muy famoso en que una chica pierde todo un mechón de pelo mientras utiliza un rizador. Sí, es posible quemarte el pelo con un rizador. Hay varias precauciones que puedes tomar para evitar desastres similares.

Primero, asegúrate de que tengas el cabello completamente seco cuando utilices un rizador o una plancha. Después, comprueba la temperatura. Deja las más altas a los profesionales; si utilizas este aparato por primera vez, empieza por temperaturas suaves. Si necesitas más calor, súbela. Tercero, no te excedas con el tiempo. En el caso de rizadores, entre cinco y siete segundos por mechón debería bastar. Si no es así significa que estás cogiendo demasiado pelo. Prueba con mechones más finos. En cuanto a las planchas, recuerda que están diseñadas para deslizarse sobre un mechón de cabello, ¡así que no dejes de moverlas!

El último consejo sobra decirlo: lee siempre las instrucciones del manual antes de utilizar cualquier utensilio.

¿Cómo se usa un rizador? Siempre utilizo dos: uno pequeño y otro más grande. Tener mechones con rizos de distinto tamaño aporta naturalidad a la melena. Divido el pelo (puedes usar horquillas si lo tienes muy grueso) y voy cogiendo mechones. Alterna los rizadores con distinto grosor para crear ese efecto natural. Después de rizar toda la melena, suelo peinar los rizos de la raíz a las puntas con un cepillo de cerda natural. Si empiezas por las puntas alisarás el rizo.

Secador

Parece un utensilio muy básico, pero puedes conseguir looks muy diferentes gracias a él. Puedes utilizarlo como tal, es decir, para secar tu pelo al natural. Puedes añadir el difusor, si quieres, para ondearlo un poco. Un difusor esparce el aire caliente, y por eso el pelo rizado queda menos encrespado y el rizo queda más marcado que si utilizas un secador normal. Y por supuesto, también puedes utilizar el secador para ahuecar el pelo y darle más volumen.

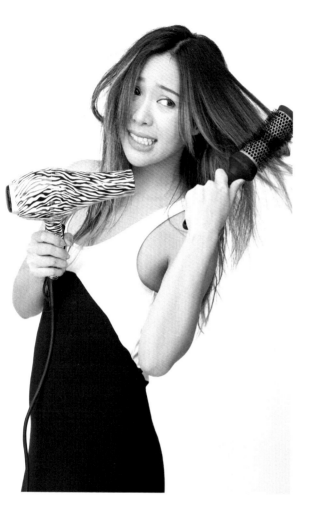

Debo confesar que no tengo mucha mano con eso. Tengo una melena muy espesa y tardo una eternidad en darle volumen. Me encanta el volumen profesional y por eso me quedo boquiabierta cada vez que conozco a alguien que se lo hace en casa.

Si te gusta ese look, deberías aprender a hacerlo. Para empezar deberías dividir el pelo y sujetar la capa superior al cuero cabelludo con la ayuda de unas horquillas. Comienza por la capa inferior, trabajando mechón por mechón. Envuelve cada uno en el cepillo redondo pero no pegues el secador al pelo. Mueve el cepillo y el secador desde la raíz hasta las puntas. A veces tendrás que tirar un poco del pelo para que quede liso, pero sin abusar, ¡o te quedarás sin pelo! Sin embargo, sí necesitarás que esté un poco tenso. Quítate las horquillas y repite lo mismo en la capa superior. Ahora puedes hacer todo tipo de variaciones, dependiendo del look final que quieras conseguir. ¿Lo deseas muy liso, o prefieres que tenga un poco de cuerpo y movimiento en las puntas? Deberás practicar mucho, pero con el tiempo acabarás siendo una experta. ¡Tienes toda la vida por delante para aprender a hacerlo!

VOLUMEN DURADERO Puedes extender la vida de tu pelo con volumen gracias al champú en seco. Este salvavidas viene en polvo o en aerosol. Sujeta el bote a varios centímetros de la raíz, espolvorea y después revuélvete el cabello. El champú en seco absorbe la grasa y añade fragancia, de forma que el volumen permanece y el pelo huele a limpio. ¡Pero no te pases! No puedes usarlo a diario porque, de lo contrario, desprenderá un olor horrible.

Planchas

Las planchas son el mejor aliado si quieres un look completamente liso. Aunque hayas nacido con el pelo liso, puedes utilizarlas para conseguir ese efecto «keratina». Si pretendes darle volumen, también puedes usar las planchas como último toque.

Sigue las mismas reglas que para el rizador. Lee las instrucciones primero, asegúrate de que el pelo esté seco, no las uses a máxima temperatura, trabaja mechón a mechón y deslízalas. Jamás las mantengas apretadas sobre una zona del mechón o podrías quemarte el pelo. Sé que ya lo he explicado antes, pero merece la pena repetirlo.

UN DESFILE DE TRENZAS

Las trenzas pueden romper el aburrimiento del día a día. Hay dos trenzas en particular, la trenza francesa y la trenza de espiga, que son preciosas y además fáciles de hacer.

Una trenza francesa es más sencilla de lo que parece. Si sabes hacer una trenza normal, puedes pasar al siguiente nivel, la trenza francesa. Primero decide en qué lado quieres hacértela. Después, coge un mechón de pelo de la parte donde quieres que empiece y divídelo en tres secciones. Empieza a trenzar. Ya sabes cuál es el patrón: encima, debajo, encima, debajo, encima, debajo. Pues bien, cada vez que cambies de movimiento, incorpora un poco de pelo a ese mechón. Debe estar bien prieta. Cuando hayas llegado al final, ata la trenza con una goma elástica. A base de práctica lograrás una trenza francesa perfecta, así que juega hasta pillarle el truquillo. Conozco a chicas capaces de hacerse esta trenza sin tan siquiera mirarse en el espejo, así que practica mientras miras la televisión, por ejemplo. Después puedes experimentar con distintos tipos de trenzas francesas. Puedes lucir una trenza grande en la parte posterior de la cabeza o hacer dos trenzas a cada lado que se unan en el centro. Puedes sujetarlas con horquillas o hacer otra trenza más grande uniéndolas. Las combinaciones son infinitas.

La trenza de espiga es preciosa y recuerda a la cola de un pescado. Empieza dividiendo el pelo en dos secciones, que llamaremos sección 1 y sección 2. Coge un mechón de cabello de la sección 1 y crúzalo sobre la sección 1, y después incorpora ese mechón a la sección 2. Ahora coge un mechón de cabello de la sección 2, crúzalo sobre la sección 2 e incorpóralo a la sección 1. Repite hasta trenzar todo el cabello. Tras cada movimiento, aprieta bien la trenza y, cuando acabes, sujétala con una goma elástica.

UNAS MANOS Y PIES PERFECTOS

Presumir de unas manos impecables y unos pies bien cuidados es sinónimo de acicalamiento. Pero, más importante aún, te hace sentir bien. ¡Te lo prometo! Cuando tienes las uñas descuidadas o sucias, te sientes fatal. En cambio, unas uñas bonitas te sacarán una sonrisa. Sobre todo en las manos. Después de todo, las ves constantemente durante el día, mientras trabajas en el ordenador, escribes, conduces o realizas otras actividades.

En este apartado comentaremos los pasos que seguir para lucir unas manos y pies impecables. Necesitarás algunos utensilios y deberás invertir algo de tiempo en el proceso, pero vale la pena. ¡Es una buena inversión!

UÑAS: EL ÚLTIMO ACCESORIO

Cada vez que veo a alguien con las uñas descuidadas, pienso: ¡Qué lástima! Hoy en día la manicura puede ser divertida. Cuando era adolescente no existían las calcomanías para uñas ni lo que hoy llamamos *nail art*. Las uñas son un lienzo donde expresar tu creatividad y, sin duda, experimentar con ellas es menos arriesgado que con el cabello, ropa o maquillaje. Agujerear una uña para decorarla con un colgante no es lo mismo que agujerearte la nariz o la ceja, ¿no crees? Puedes cambiar el aspecto de tus uñas a diario. Lo mismo ocurre con el color. No es lo mismo pintarse las uñas que teñirse el cabello. Puedes lucir un arcoíris de diez colores en los dedos, pero ¿en el pelo? Bueno, puedes hacerlo, pero te conllevará mucho más trabajo y compromiso.

No estoy segura de por qué me fascina tanto el mundo de la manicura y pedicura. Quizá porque de pequeña pasé muchas horas en el salón de mi madre, escuchando conversaciones ajenas y echando una mano de vez en cuando. O quizá porque estoy enamorada del arte y el dibujo. Después de todo, cada uña es un lienzo portátil en miniatura.

CONOCER TU TIPO DE UÑA

Al igual que ocurre con el cabello y la piel, cada uno tenemos un tipo de uña específico. Hay quien puede lucirlas largas y fuertes, quien las tiene tan débiles que apenas crecen, o frágiles, que se rompen con el menor roce. Puedes tomar vitaminas y minerales para fortalecer las uñas y potenciar el crecimiento. En ese caso, pide consejo a tu farmacéutico habitual.

MANICURA DIY

Todo el mundo puede hacerse la manicura, ¡lo prometo! Con un poco de práctica, puedes lucir unas uñas impecables sin pasar por un salón de uñas. Y ahora te explicaré cómo.

Un apunte: Una manicura perfecta exige tiempo, así que tenlo en cuenta. No es algo que puedas hacer deprisa y corriendo. Además, el factor tiempo es fundamental para que el esmalte se seque. Si sigues todos los pasos, la manicura puede durar toda una semana. Tan solo recuerda ponerte guantes cuando hagas las tareas del hogar, sobre todo cuando laves los platos. ¡Es el enemigo mortal de cualquier manicura!

Formas de uñas

Antes de cortar, limar o pintar las uñas, deberías averiguar qué forma quieres. Las opciones son: puntiagudas, redondeadas, ovaladas, cuadradas o semiovaladas (forma cuadrada pero con los ángulos redondeados). También debes decidir qué largo prefieres: cortas, medias o largas.

La verdad es que no soy muy fan de las uñas súper largas. Si eres una celebrity con una manicurista particular, es un look perfecto para fotografías o videoclips. Pero en la vida real son incómodas, por no mencionar la mugre y bacterias que siempre se acumulan debajo.

Estos son los utensilios básicos que deberías tener siempre
a mano para una manicura DIY:

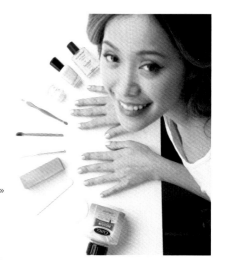

- Quitaesmalte
- Bolitas o discos de algodón
- Cortaúñas o tijeras
- Lima para uñas
- Pulidor de uñas
- Cortacutículas
- Aceite para cutículas
- Palitos de madera para cutículas (llamados «palitos naranja»
  no por el color, sino porque son de madera de naranjo)
- Una *top coat* o *base coat* de color claro (es preferible
  comprar un producto mixto)
- Esmalte de uñas

Dar forma a las uñas

Empieza siempre por lavarte las manos. Después, retira cualquier resto de esmalte con quitaesmaltes y algodón. Con la ayuda de un cortaúñas o unas tijeras, da la forma y el largo deseado a cada uña. Yo prefiero usar cortaúñas, y siempre con las uñas secas. Si están húmedas, y por lo tanto blandas, el cortaúñas puede dañarlas. Lo más seguro es que te quede una forma un tanto angulada, así que utiliza la lima para pulir esos salientes. Utiliza la lima también para conseguir la forma deseada. No seas brusca: no es una sierra, así que no la limes como si fuera un leño de madera.

> **EL CORTAÚÑAS, ¡SIEMPRE EN CASA!**
> Jamás te cortes las uñas en público o en el trabajo. Mucha gente lo hace y nunca he entendido por qué. Es un cuidado que debería hacerse en la intimidad de tu casa.

Después usa el pulidor para suavizar la parte superior, el lateral y la punta de cada uña. Si no estás familiarizada con él, no te preocupes. Sirve para pulirlas y deja un acabado suave y satinado. Puedes comprarlo en perfumerías o supermercados. Ejerce un poco de presión cuando pulas las uñas, pero sin pasarte. Estamos trabajando con uñas, no con un mueble o un coche.

El pulidor dejará la superficie de las uñas suave. Si eres una chica natural, puedes pasar del esmalte transparente, ya que el pulidor es más que suficiente. Pero seas natural o no, ¡sigue leyendo! Todavía queda trabajo que hacer.

Las cutículas

Ha llegado el momento de hablar de tus cutículas. Es la piel que bordea la parte inferior y lateral de las uñas. Si mantienes tus cutículas bien cuidadas, reducirás las posibilidades de sufrir un padrastro (en ese caso, jamás lo arranques). Intenta ignorarlo hasta que llegues a casa y puedas cortarlo con el utensilio apropiado. Quizá la idea de arreglarte las cutículas te asuste, pero piensa que no las cortarás enteras. Tan solo retirarás las pieles o cualquier otra cosa que pueda convertirse en un padrastro.

Cuando te pongas manos a la obra, recuerda ir poco a poco y trabajar zonas diminutas. Nunca trates de cortar toda la cutícula de una sola vez.

Pero antes de nada, compra aceite para cutículas y masajéalas con suavidad. Después utiliza el palito de madera para retirarlas. Enseguida verás esa piel sobrante que debes cortar. Si cortar las cutículas te supera, acude a un buen manicurista y observa cómo lo hace. Puede que así te resulte más fácil hacerlo en casa.

> ### PIEL SECA = MÁS PADRASTROS
>
> Si tienes las cutículas secas, recuerda hidratar las manos después de lavarlas y aplicar aceite de cutícula, o cualquier otra crema específica, antes de irte a dormir. Eso mitigará la sequedad que provoca los padrastros. Y, como he mencionado antes, ponte guantes cuando laves los platos. Los productos de limpieza son muy agresivos y resecan la piel.

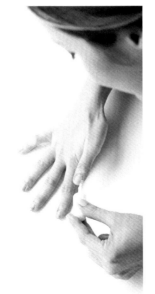

Base coat

Después de ocuparte de las cutículas, utiliza quitaesmalte y algodón para retirar cualquier rastro de esmalte de color. Además, también eliminará los residuos de aceite de cutícula y ayudará a que el futuro esmalte dure más tiempo. Coge tu *base/top coat* y pasa el pincel por cada uña. Aplica solo una capa. De este modo protegerás la uña y evitarás que se decolore. Si tienes las uñas blandas, puedes usar un *esmalte fortalecedor* en lugar de la *base coat*. Deja que se seque por completo antes del siguiente paso. En general, solo tarda un minuto en secarse.

UN ESMALTADO PROFESIONAL

El secreto de la perfección consiste en práctica, práctica y práctica. Puedes experimentar con las uñas de una amiga pero no es lo mismo que hacértelo tú. Si eres diestra, por ejemplo, puedes pintar las uñas de otra persona con la mano derecha. Pero deberás ser ambidiestra cuando te las pintes tú. Para pillarle el truco no queda más remedio que practicar y equivocarte.

Quizá creas que todos los esmaltes son iguales, pero te equivocas. Las fórmulas son muy distintas. Algunas son finas porque están pensadas para aplicar varias capas. Otras, en cambio, son más espesas y con una capa basta. Unos esmaltes son duraderos y otros se desconchan enseguida. Aquí tienes un catálogo de distintas texturas y acabados:

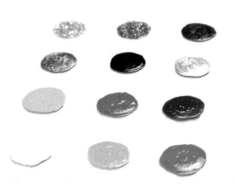

- El esmalte «brillo» da elegancia a la uña y es el más natural. El color sobre la uña puede ser distinto que el del bote, así que pruébalo antes de comprarlo. Si se desconcha apenas se nota, así que puedes alargar la manicura un poco más que con otros esmaltes.

- El esmalte opaco es sólido y la mejor opción para presumir de unas uñas de color.

- El esmalte con purpurina, como su nombre indica, contiene precisamente purpurina.

- El esmalte perlado o tornasolado tiene ingredientes, como la mica, que le otorgan ese aspecto tan particular.

- Las fórmulas «alto brillo» proporcionan un acabado más brillante.

- Las fórmulas mate no brillan. En lugar de comprar un esmalte mate que vas a utilizar en contadas ocasiones, puedes jugar con el normal y darle un acabado mate. Hierve un poco de agua. Píntate las uñas y, con el esmalte un poco húmedo, acerca las manos al vapor varias veces. Hazlo rápido y, sobre todo, no mantengas las manos sobre él mucho tiempo o te quemarás. No sé explicar la reacción en términos científicos, pero al final consigues un esmalte con acabado mate. Piénsalo. ¡Puedes cocinar pasta y matificar el esmalte al mismo tiempo!

Al igual que ocurre con las fórmulas, también hay una amplia gama de pinceles. Unos son gruesos y planos, otros delgados y otros un poco curvados. Lo mejor es probar marcas hasta encontrar la que más te gusta.

Si eres una novata en el mundillo de la manicura, pregunta a tus amigas, lee opiniones en descripciones de productos o consulta algún blog sobre el tema para saber qué esmaltes son los más recomendados. Pero te advierto de que hay muchos, ¡así que puedes pasarte horas!

Esmalte desconchado

Es un look muy de moda entre supermodelos, estrellas de cine y editoras de belleza. Hace un tiempo era rompedor, atrevido, pero ahora es muy *mainstream.* Años atrás el esmalte desconchado era el anticristo de la belleza; pero ahora cada vez se acepta más. Dicho esto, existe una línea muy fina entre lo *cool* y lo descuidado, así que no cruces esa línea.

Cómo aplicar el esmalte

Escoge el esmalte que quieras utilizar y aplica una capa, ni demasiado gruesa, ni demasiado fina. Deja que se seque y aplica una segunda capa. Debes esperar hasta que el esmalte esté completmente seco. Si has cometido algún error, envuelve la punta del palito de madera con un disco de algodón y humedécelo con quitaesmalte. Utilízalo como una goma de borrar y retira el esmalte que quieras.

ESPECIALIDADES

La manicura francesa

Es una base natural o rosa pálido con una punta blanca. Nadie sabe muy bien por qué se llama manicura francesa. En Francia, de hecho, no se llama así porque... ¡es un invento americano!

La manicura francesa tradicional me parece algo desfasada, pero me encanta utilizar esa técnica para combinar colores bien diferentes. Puedes experimentar y mezclar tus colores favoritos: fucsia y negro, rojo y azul cielo o lila y gris, por ejemplo. O prueba esto: pinta las uñas con el mismo color de base pero aplica un tono distinto en cada punta. No te ancles en la manicura francesa blanco-rosado. Diviértete. Y antes de acabar, aplica una capa de base/*top coat*. Deja que se seque, ¡y listo! ¡A presumir de uñas!

> ### UÑAS DECOLORADAS
> Un apunte rápido sobre la decoloración. Incluso con una *base coat*, las uñas pueden decolorarse si sueles utilizar esmaltes oscuros, como negro o lila durante mucho tiempo. Esas tonalidades pueden amarillear las uñas. No es peligroso, pero queda feo. ¿Qué puedes hacer? Dejar de lucir colores tan oscuros durante un tiempo y esperar a que las uñas crezcan, o aprender a vivir con ello.

¿Sabes qué es la luna de las uñas? Fíjate en el pulgar. ¿Ves que asoma un semicírculo de un color más pálido que el resto de la uña? Esa parte se llama media luna. Quizá la tengas en todas las uñas, o solo en algunas.

La media luna ha inspirado un tipo de manicura que consiste en pintar la media luna de un color y el resto de otro. Tiene un toque romántico y, con ella, los dedos parecen más largos. Lo creas o no, este tipo de manicura se remonta hasta las décadas de 1930 y 1940.

Nail Art

El nail art no tiene límites. Puedes dibujar garabatos o lunares con la ayuda de un bolígrafo para uñas, aplicar calcomanías o lanzarte a la aventura con el 3D, como las japonesas. Lo que están haciendo las japonesas con esta categoría de belleza es asombroso. Si buscas en Google «3D Japanese nail art», no darás crédito. Hello Kitty, lazos, flores de cerezo, cupcakes... y todo montado sobre las uñas como si fueran mini esculturas.

Stickers *para uñas*

Es una opción divertida para las que buscan algo más interesante que el esmalte básico. Utilizo muchísimos *stickers* (pegatinas) para uñas porque grabo varios vídeos al día, a veces incluso hasta tres, y necesito una manicura distinta para cada uno. Sería imposible pintarme las uñas tres veces al día, por no mencionar lo estropeadas que me quedarían si utilizara quitaesmalte con esa frecuencia (este producto puede secarte las uñas).

También puedes encontrar *stickers* que imitan el esmalte básico. Si no dispones de mucho tiempo o eres un desastre pintándote las uñas, te enamorarás de esta opción. Pero antes de usarlos, aplica una capa de base coat y deja que se seque. Siempre es preferible tener una capa protectora entre la uña y el esmalte, un *nail art* o un *sticker* para uñas.

Para aplicar los *stickers*, empieza por el meñique de la mano izquierda. Encuentra el que tenga la forma y el tamaño más apropiados para tu dedo. Recorta los lados si es necesario para que se ajuste bien (más adelante ya comentaré qué hacer si te sobra de largo). Separa el papel y colócalo sobre la uña. Puedes estirarlo un poco con el pulgar para que la cubra toda. Después, con unas tijeras especiales para uñas, recorta la punta hasta conseguir el largo deseado. A veces estos kits incluyen una lima especial que puedes utilizar precisamente para esto. Repite lo mismo en el resto de las uñas.

El proceso no será fácil la primera vez que lo pruebes pero con algo de práctica aprenderás rápido. Podrás lucir uñas nuevas en menos de diez minutos, mucho menos que con el esmalte tradicional.

Uñas de gel y acrílicas

Son dos tipos de uñas artificiales que se sobreponen a la uña natural. Esta alternativa es perfecta para mujeres que son incapaces de dejarse crecer las uñas o que necesitan una manicura a prueba de bala durante un par de semanas. Una vez llevé uñas de gel. Estaba a punto de iniciar una gira para Lancôme y quería algo que me durara los mismos días del viaje, así que acudí a mi manicurista y salí con unas uñas de gel lilas. Me encantó poder lucir unas manos perfectas durante tantos días.

El proceso puede ser largo y costoso. Lo primero que debes hacer es encontrar a un buen profesional. Sin embargo, el trabajo no acaba cuando sales del salón de belleza. Debes volver de vez en cuando para lo que se denomina un «relleno». Tus uñas están en constante crecimiento, así que en algún momento verás una línea rosada en la base de las uñas. Debes rellenar esa parte con la fórmula apropiada, gel o acrílico. Quizá no sea tan evidente si escoges un esmalte natural o nude, pero si optas por un color fuerte y llamativo, se verá enseguida.

La gran diferencia entre las uñas de gel y las acrílicas es su aspecto. Las acrílicas son más gruesas y menos flexibles. En mi opinión, las uñas de gel son más atractivas y aportan un aspecto más natural, pero para gustos, los colores.

LEVANTARSE CON BUEN PIE

Me encantan los pies bonitos. Unos pies bien cuidados son preciosos y te hacen sentir bien. ¡Te lo prometo!

No hay nada más relajante que una pedicura profesional, eso es cierto, pero tengo que reconocer que he aprendido a arreglarme los pies en casa con un resultado impecable. Es una actividad divertida que puedes hacer tú misma. Veamos cómo podemos conseguirlo.

PEDICURA DIY

Al igual que la manicura, la pedicura exige tiempo. En concreto se necesita una hora como mínimo tras aplicar la última capa de esmalte.

Utensilios necesarios

Estos son los utensilios básicos que deberías tener siempre a mano para una pedicura DIY:

- Quitaesmalte
- Bolitas o discos de algodón
- Cortaúñas o tijeras
- Lima para uñas
- Un bol con agua caliente
- Un limón partido por la mitad. Reserva una mitad y corta la otra en rodajas.
- Aceite para cutículas
- Palitos de madera para cutículas
- Lima para pies
- Toalla
- Crema hidratante
- Separador de dedos
- Una *top coat* o *base coat* de color claro
- Esmalte de uñas

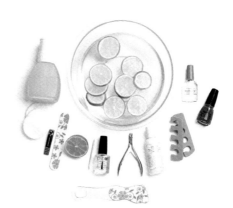

El primer paso es retirar cualquier rastro de esmalte con quitaesmalte y un algodón. Después corta y lima las uñas. La forma más apropiada para las uñas de los pies es la cuadrada, ya que es la más natural. Quizá necesites limar un poco las esquinas si han quedado algo puntiagudas, pero jamás redondees toda la uña.

Después llena el bol con agua caliente y añade las rodajas de limón. El perfume te encantará. Mete los pies en el bol y déjalos en remojo unos cinco minutos. Después coge la mitad del limón y pásatela por todo el pie, incluyendo los dedos y el empeine. El limón te refrescará y limpiará los pies. Vuelve a meter los pies en el agua y, cuando veas que la piel se ha ablandado un poco, retira las cutículas con la ayuda del palito de madera. En caso de necesitar más mimos, aplica un poco de aceite y después corta las pieles muertas, rugosas o ásperas.

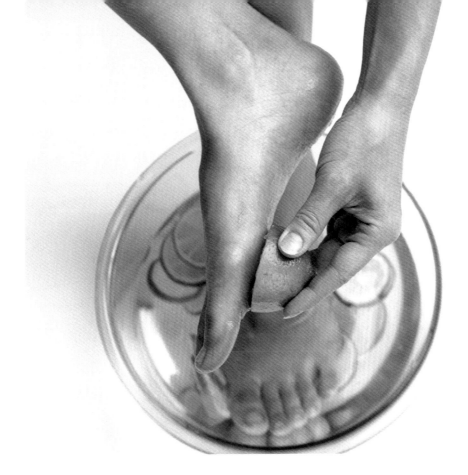

Callosidades

Hagamos un alto en el camino. Los callos y durezas aparecen por la fricción que provocan los tacones o zapatos muy estrechos. Pueden salir en talones, en los laterales de los pies, la planta e incluso en los dedos. ¿Qué puedes hacer al respecto? Bien, puedes intentar limar esas durezas, pero te aconsejo que lo dejes en manos de expertos, como un podólogo o un manicurista profesional. Una buena alternativa son las limas para pies, esos utensilios parecidos a ralladores de queso, ¡pero para tus pies! Ten uno siempre en la ducha y úsalo de vez en cuando. Pero cuidado, no vayas a pasarte y dejes el pie en carne viva.

Durante la pedicura DIY, si tienes callos o durezas puedes limarlos ligeramente después de haber recortado las cutículas.

Listos para pintar

Mete los pies en el bol por última vez y sécalos con la toalla. Utiliza tu crema corporal habitual para hidratarlos. Masajea bien los talones, los dedos, la planta del pie, ¡todo! Después, vuelve a pasar un disco de algodón con quitaesmalte sobre cada uña para eliminar cualquier rastro de grasa o crema hidratante porque, de lo contrario, el esmalte de uñas no se adherirá.

Coloca los separadores de dedos en tus pies (tienen un aspecto muy gracioso, ¿verdad?). Si no tienes, también puedes utilizar papel de cocina doblado. La idea es que los dedos estén separados para evitar que queden manchados por el esmalte. Dispón el papel entre los dedos asegurándote de que no toque las uñas.

En cuanto a cómo aplicar el esmalte, sigue las instrucciones que he explicado en la sección de manicura. Necesitas una *base coat*, dos capas de esmalte y una *top coat*.

Los colores me fascinan. Mirar hacia abajo y ver un color llamativo siempre me saca una sonrisa. Sin embargo, nunca puedes equivocarte si eliges un color *nude*. Deja que cada capa se seque por completo antes de aplicar la siguiente. Cuando la última se haya secado, ¡ya estarás lista! Ya verás qué cambio .

PIES COMO EL CULITO DE UN BEBÉ

De vez en cuando, dedícale algo de tiempo a tus pies y mímalos. La próxima vez que estés en el sofá viendo la televisión o una película, aplica un poco de vaselina o loción muy hidratante en los pies. Cálzate unos calcetines de algodón bien gruesos y no te los quites durante una o dos horas. Incluso puedes dormir con ellos. Al día siguiente tendrás los pies más suaves que la seda. Deberías hacerlo una vez a la semana.

Sin embargo, no lo hagas justo después de la pedicura o los calcetines quedarán manchados de esmalte.

LAS GARRAS DE ÁGUILA, ¡BIEN LEJOS!

No me gusta dictar «normas» de belleza muy estrictas. Si te gusta algo, o un look en particular, siempre digo lo mismo: pruébalo. Con una sola excepción: uñas de pies largas. Lo siento, pero no puedo con ello. En los pies, las uñas largas no quedan nada bien, sobre todo si llevas sandalias o *peep toes*. Son como garras de halcón. ¡Un cortaúñas, por favor! Tampoco deberías dejar que crecieran hasta el punto de clavarse en la piel. Límalas antes de llegar a ese punto. Es por tu propio bien.

DAR CON EL SALÓN DE UÑAS PERFECTO

No hay nada más agradable que ir a tu manicurista para que te mimen. Es genial si puedes darte ese capricho. Pero al mismo tiempo no hay nada peor que volver a casa con una infección u otro problema. Por eso debes ir con cuidado a la hora de escoger el salón de belleza. No todos son iguales.

Lo primero que debes comprobar es la limpieza. ¿Todo está impoluto? ¿Y los utensilios? ¿Está todo esterilizado? ¿Acaso el esterilizador está en algún mostrador? Si eres muy desconfiada, también puedes llevar tu propio neceser. De hecho, muchas mujeres lo hacen. Si no ves el esterilizador, no seas tímida y pregunta. Si el salón te parece algo sucio o sospechoso, sal de ahí. No vale la pena. También puedes echar un vistazo al cuarto de baño. Esa es la prueba a la que someto todos los restaurantes y salones de belleza. Si los baños están limpios, lo más probable es que el local también. Y si no, pues…

Fíjate también en las manos del manicurista. ¿Luce unas uñas bien limadas y limpias? Buena señal. Unas uñas descuidadas o sucias son pájaro de mal agüero, así que, si las ves, despídete de ese salón.

Por último, cuidado con las gangas. A veces, las cosas son baratas por un motivo. Recibirás el trato por el que has pagado.

Si dudas sobre el salón, vete de allí. O simplemente pide un cambio de esmalte. No dejes que las corten o limen. Recuerda que debe ser una experiencia relajante. Si te pasas todo el tiempo preocupada por los problemas que pueden surgir, ¿qué sentido tiene?

¡LO HAS BORDADO!

¿Te da la sensación de haber realizado un cursillo de belleza? Con suerte, ahora te sentirás más segura a la hora de arreglarte el pelo y las uñas (en casa, claro). Es cierto que la peluquería es un campo más complicado que exige tiempo y dedicación, pero al final será invertir en tu melena. Practica, experimenta, mira algunos tutoriales. Te prometo que merecerá la pena. Por supuesto tendrás días en que odies tu pelo (nos pasa a todas), pero recuerda que precisamente por eso existen los sombreros.

CONSEJOS SOBRE MODA

La moda es algo muy personal. Al fin y al cabo a través de la ropa expresamos quiénes somos, qué nos gusta y hasta dónde llega nuestra creatividad. Se suele decir que las apariencias engañan, pero lo cierto es que todo el mundo te juzga por tu apariencia. En cierto modo, estamos programados para ser así. Y si no, ¡fíjate en la naturaleza! El abejorro trata de localizar ciertas flores. Los pájaros macho lucen un plumaje mucho más llamativo que las hembras para atraerlas. Cuando estás en el mercado comprando manzanas, ¿acaso no escoges la que brilla más? Sin duda, no te decantarás por una fruta podrida.

Dicho esto, confieso que no creo que los zapatos o la ropa que llevas sean un fiel reflejo de quién eres. Prefiero pensar que a la gente se la juzga por cosas más importantes (por su amabilidad o por su contribución a la humanidad, por ejemplo). Sin embargo, sí opino que el modo en que vistes puede transmitir cierto respeto, o falta del mismo, hacia los demás. Y como bien sabrás, el respeto es uno de los valores más fundamentales para mí. Así que en este capítulo voy a darte algunas pautas para salir airosa del dilema diario «qué me pongo hoy».

Reconozco que me encanta la moda y creo que es una forma de expresión excelente, así que también hablaremos del sentido del estilo y de qué significa. ¿No tienes sentido del estilo? ¿Estás segura? En ese caso, te ayudaré a encontrarlo. Sé que todo el mundo puede tener estilo. No tiene nada que ver con dónde vives, con cuánto dinero tienes o con qué moderna sea tu ropa. Se trata de verte guapísima con ropa que refleje tu verdadera personalidad

¿QUÉ ES EL ESTILO?

Buena pregunta. Según el diccionario, estilo es una forma o manera de hacer algo. En este caso, es el modo en que llevas la ropa y la imagen que proyectas. Es lo que evocas como persona. ¿Cada noche preparas el modelito que vas a ponerte al día siguiente? ¿O sales de la cama y te pones lo primero que encuentras? ¿Sueles llevar ropa extremada, sensual, casual o cómoda? No podemos olvidarnos del lenguaje corporal. ¿Caminas con la espalda recta y la barbilla hacia arriba? ¿O te encoges como si pretendieras esconderte? El lenguaje corporal sumado a la elección de la ropa es tu estilo personal.

Pero vayamos un paso más allá. ¿Tu estilo es personal o impersonal? Si entras en una tienda y compras lo que lleva el maniquí, la marca es la que impone tu estilo. En ese caso no hay nada detrás. Quizá sea un conjunto bonito que te quede bien, pero ¿qué dice de ti? Llevar lo mismo que llevan tus amigas también es impersonal. La ropa cuenta la historia de cada uno. ¿Qué historia cuenta la tuya?

> **EN TÉRMINOS DE MODA, HAY CUATRO TIPOS DE PERSONAS. ¿CUÁL ERES TÚ?**
>
> 1. La comodidad es tu prioridad número uno. No te importa lo que lleves siempre que sea cómodo.
>
> 2. Quieres dar buena impresión pero no quieres darle demasiadas vueltas al *outfit* que eliges cada día.
>
> 3. Planeas muy bien qué te vas a poner cada día.
>
> 4. Eres una persona que marca tendencia con su estilo.

LA VERDAD SOBRE «IR A LA MODA»

Hoy en día muchos confunden seguir la moda con tener estilo, y no es lo mismo. Ir a la moda significa que llevas las últimas tendencias, como unos zapatos en concreto, un dobladillo, un diseñador, un tipo de vaqueros, un color, un patrón o un diseño. Ya sabes a qué me refiero. Tener estilo, por otro lado, es tener una buena pero indefinida apariencia. Una persona con estilo proyecta un cierto sentido de confianza. Puedes ser una rockera punk con estilo o una pija con estilo. Cuando vas a la moda, la gente se fija en tu ropa. Cuando tienes estilo, se fija en ti.

Por favor, no me malinterpretes. No quiero ser una aguafiestas porque lo cierto es que las modas pueden ser muy divertidas. Después de todo, las modas cambian y gracias a ellas todos evoluciona-mos. ¿Qué sería de nosotras sin ellas? Pero hay una gran diferencia entre marcar tendencias y seguirlas. ¡La primera es mucho más entretenida! Si quieres tener ropa a la última en tu armario, adelante, pero no te gastes demasiado dinero en ello. Escoge una tienda con precios asequibles especializada en ese tipo de ropa.

> ## LOGOMANÍA
> Y hablando de tendencias, quizá te encanten los logotipos. Los llevas en los bolsos, en la ropa, en los zapatos... te apasionan. Si te gusta llevar algo con un logo, perfecto. Pero no te pases. Estar forrada de pies a cabeza con logos es horrible, así que escoge solo uno.

CÓMO CONFECCIONAR UN ARMARIO

No se necesita una gran colección de ropa para tener un «armario». El vestidor no es un espacio para estrellas de cine o editoras de moda. Un armario tiene sentido si cada pieza tiene un propósito, combina con otras prendas y está organizado con criterio. Aquí tienes algunos consejos que solo te aportarán beneficios cada vez que te plantes delante de tu armario:

- No revuelvas los cajones en busca de esa camiseta que tanto te gusta; organízate.
- No te quedes mirando el armario y digas «No tengo nada que ponerme».
- Se acabaron las compras compulsivas. Desperdicias el dinero. ¿Cuántas veces has comprado algo y, al llegar a casa, te has dado cuenta de que no combina con nada de lo que tienes? Eso no puede volver a ocurrir.

HAZ UN INVENTARIO

Dividiremos esta actividad en dos partes. Primero, haz un inventario con la ropa que necesitas a diario. Pongamos un ejemplo. Imaginemos que trabajas de ayudante en un despacho al que vas cada día en coche. Sales a correr, paseas el perro, bailas con tus amigas los fines de semana y, de vez en cuando, quedas con algún chico que has conocido en una página web de citas. ¿Qué ropa necesitas para todas esas actividades? Sin olvidar la ropa para andar por casa y dormir. Asegúrate de incluir lo básico, como la ropa interior y los calcetines. Escribe una lista con las prendas que necesitas cada día. Añade una sección para ocasiones especiales. ¿Sueles tener muchas bodas, fiestas o reuniones familiares? Siempre deberías tener un vestido a mano para ese tipo de acontecimientos o citas de último minuto.

Después, quiero que examines cada prenda de ropa que tienes. Resérvate un fin de semana y vacía el armario. Deja toda la ropa sobre la cama, dispón los zapatos en el suelo y todos los accesorios en una mesa o escritorio. Ahora comprueba la lista anterior y clasifica la ropa. Una pila para tu actividad principal (trabajo o clases), otra para cada afición/deporte/gimnasio, otra para ocasiones especiales, otra para citas/salidas nocturnas, etcétera. Luego divide cada uno de esos pilones según la ropa que utilizas más y menos.

Si utilizas toda tu ropa, te mereces una medalla de oro y puedes saltarte el siguiente párrafo. En caso contrario, sigue leyendo.

ROPA DESCARTADA

Ahora hablemos de la ropa que no te pones. Coge cada prenda y pregúntate por qué la tienes guardada en el armario. Si no te sienta bien, ¿cuál es el problema? ¿Te queda demasiado grande, o demasiado pequeña? ¿La compraste pensando que algún día podrías ponértela? Si en este momento estás tratando de cambiar de talla, de acuerdo. Puedes colgarla en un lugar especial de tu armario hasta que estés preparada para ponértela. Si no te has fijado ningún objetivo en concreto, deja la prenda sobre el montón del adiós. (Puedes regalarla a una organización benéfica, intercambiarla con una amiga o venderla en eBay). Quédate solo con la ropa que favorece a la persona que eres hoy, ¡en este preciso instante!

¿Y qué hay de la ropa que no te gusta o no te favorece? Lánzala directa a la pila del adiós. ¿Qué ocurre con las prendas que no combinan con nada? Las llamaremos prendas «descartadas». En este caso se te presentan dos opciones. Si tienes dinero suficiente, ve de tiendas y cómprate algo con qué ponértelas. Si no puedes, ponlas en la pila de la ropa del adiós. Es absurdo guardarlas, ¡solo ocupan espacio en tu armario! Intenta venderlas o cambiarlas por otras para recuperar algo de dinero.

PRENDAS QUE TE FALTAN

Quizá tengas demasiados básicos y pocos collares, o viceversa. A lo mejor no eres amante de los accesorios o no escoges la ropa interior más apropiada. Fíjate en lo que necesitas para sacarle más partido a tus compras. Si puedes permitirte algún que otro caprichito, ve de tiendas y rellena esos «huecos» vacíos. En caso contrario, elabora una lista de deseos siguiendo un orden de importancia. Puedes ir añadiendo prendas a medida que ahorres algo de dinero o buscar chollos de rebajas.

TU *LOOKBOOK* PERSONAL

Ahora vamos a analizar varios looks. Imagina que eres una editora de moda y disfrutas de esta actividad. Estamos hablando de looks de pies a cabeza, así que no olvides los accesorios. ¿Cuántos looks eres capaz de crear? Quizá se te ocurra alguno donde encajar esas prendas que nunca te pones porque no combinan con nada.

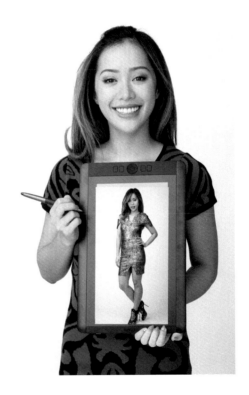

Anota cada look: te ahorrará mucho tiempo porque a partir de ahora siempre que necesites vestirte puedes recurrir a esa lista. Incluso puedes planear toda una semana por adelantado.

Si quieres mejorar de nivel, fotografía cada look y diseña tu propio álbum de referencias. O envía las fotografías a una amiga que consideres que tiene buen gusto y pídele su opinión.

LOS CIMIENTOS

Todo armario que se precie está construido sobre cuatro componentes: básicos, clásicos, prendas extremadas y prendas que bien merecen una inversión. Cuando tengas en las manos una prenda que quieras comprar, pregúntate en qué categoría la incluirías. Te ayudará a evitar compras impulsivas. Hay cierta ropa que podría incluirse en más de una categoría; quizá has dado con un blazer negro que se te va del presupuesto, pero sabes que te combina con todo y que lo tendrás para siempre. Esa prenda es un básico, un clásico y una prenda de inversión.

Los básicos

Tal y como su nombre indica, son prendas de ropa básicas. Fundamentales en cualquier armario y en tonos muy neutros que combinan con cualquier cosa. Los básicos son sencillos, tanto en patrón como en diseño. A menos que cantes en una banda de rock punk, una camiseta fucsia rota no es un básico. En cambio una camiseta gris, negra o blanca sí. ¿Lo pillas?

¿Cuáles son los básicos que considero que toda chica debería tener? Una americana o *blazer*, una falda lápiz, *leggins*, medias, unas bailarinas, un bolso *clutch* y un bolso de piel para cada día. Y todo de color negro. Y, por supuesto, unos vaqueros, ¡el básico universal!

USAR Y TIRAR Al comprar básicos, no escatimes. No estoy diciendo que compres camisetas de 100 euros, no me malinterpretes. Pero si vas a ponerte mucho una prenda, gástate más dinero (siempre que puedas permitírtelo) y ganarás en calidad. Por eso no me duele invertir algo más en chaquetas, bolsos, zapatos y vaqueros. Es lo que me pongo más a menudo y necesito que duren. Las cosas que más usas no deberían romperse.

A veces lo barato sale caro. Una vez, en el aeropuerto de Los Ángeles, se me rasgó el bolso de arriba abajo. Era un bolso barato (y sí, quizá metí demasiadas cosas ahí dentro), pero ese día me di cuenta de que debía comprar uno de mejor calidad. Sabía que tendría que gastar más dinero, pero al menos conseguiría uno más robusto y bien hecho. No hay nada que te haga sentir más desorganizada y caótica que estar en medio de un aeropuerto en hora punta con todas tus cosas desparramadas por el suelo.

Los clásicos

Son aquellas prendas que puedes ponerte a cualquier edad y en infinidad de ocasiones. Piensa en iconos de estilo de hace varios años. ¿Podrían ponerse ese mismo *outfit* hoy en día? Los clásicos por excelencia son una gabardina, un *blazer* azul marino, una camisa blanca, una camiseta a rayas marineras, una falda lápiz negra y un vestido recto negro. Son prendas que puedes llevar siempre y combinar con distintos looks dependiendo de los accesorios. ¿Ejemplo? Puedo ponerme una chaqueta de cuero negra muy chic con un vestido recto negro y añadir un collar extremado, unos zapatos con plataforma y un *clutch*; así estaré perfecta para ir de fiesta. Pero puedo combinar el mismo vestido con un *blazer* negro, unas bailarinas y un bolso clásico e ir directa a una entrevista de trabajo.

Prendas inversión

Son prendas caras que piensas ponerte con frecuencia y/o guardar durante mucho tiempo. Una prenda de última tendencia cara no se considera una inversión. Quizá has puesto el ojo en una chaqueta de cuero que te encanta, pero al ver el precio casi te desmayas. Espera. ¿Cuántas veces piensas ponértela? Podría ser una buena inversión si pretendes cuidarla para que dure años. Así, la amortizarás. ¿Qué significa eso? Pongamos que la chaqueta vale 500 euros. Si crees que vas a ponértela un par de veces por semana al año, estarías pagando 5 euros por cada uso. En caso de quedártela varios años, esa cantidad se reduciría hasta 1 euro por uso, ¡o aún menos! Quizá sea mejor inversión a largo plazo que una chaqueta de 50 euros que solo te pondrás una temporada. Estas son las matemáticas de la moda, ¡pero tiene sentido!

Cuando compres una prenda inversión, sé inteligente. Busca ropa que jamás se pase de moda. Un gran diseñador no te garantiza atemporalidad, pero algunas cosas sí. Piensa en *outfits* clásicos, como unos pantalones pitillo en lugar de unos anchos y de cintura baja, o un blazer clásico en lugar de una chaqueta con la espalda descubierta. Algunos colores siempre serán clásicos, como el negro, el azul marino o el borgoña. ¿Colores pastel o neón? Cuidado. El blanco y el beis también son tonalidades clásicas, pero se ensucian enseguida. Es absurdo gastarse un dineral en un precioso abrigo blanco si en cuestión de meses estará manchado o estropeado.

Toda prenda inversión debe estar bien confeccionada. Fíjate en el patrón y en los acabados. ¿Los botones y las costuras están bien cosidos? ¿La tela tiene alguna tara? Un precio elevado no siempre es sinónimo de calidad.

Son prendas que llaman la atención. No tienen por qué ser el último grito, pero casi siempre lo son. Esta ropa se considera única ya sea por el diseñador, el color o el patrón. Estas prendas no dejan indiferente; todos se vuelven y exclaman: «¡Uau! Es genial!». Una prenda extremada puede ser un vestido con un estampado original, un *blazer* entallado de color fucsia o un abrigo con *print* de leopardo. Es decir, cualquier cosa que no sea básica ni neutra. Nadie lleva este tipo de ropa cada día, pero ¿quién sabe? Quizá te guste llamar la atención todos los días.

VESTIR DE ACUERDO CON TU COMPLEXIÓN

Entender tu cuerpo es fundamental. Es la clave para lucir perfecta. Una vez sabes qué te favorece, es más fácil crear looks con los que te sientas cómoda. ¿Por dónde empezar? Primero, mírate al espejo. Hay varias complexiones ya definidas: petite (pequeña), alta, curvilínea, con forma de manzana o de triángulo invertido (puede que tu complexión sea una mezcla de dos. Quizá seas petite y curvilínea, o alta y con forma de triángulo invertido).

Entra en Internet y busca *celebrities* con un cuerpo parecido; es muy fácil, teclea en Google «famosas curvilíneas», «famosas altas», «famosas petite», etc. Decide qué estilo te gusta más y qué prendas les sientan mejor. ¿Tienes algo similar en tu armario? Puede que tengas alguna que merezca la pena darle una segunda vida. O a lo mejor ha llegado la hora de hacer limpieza.

Reconozco que he cometido muchos errores en cuanto a moda se refiere a lo largo de los años. Siempre me han gustado las chaquetas con hombreras, pero lo cierto es que no me favorecen en absoluto. Las prendas más femeninas y ajustadas resaltan más mi silueta. También me encantaban las faldas por debajo de la rodilla, pero debo admitir que me hacen parecer más bajita. Lo mismo me ocurre con los botines: en lugar de destacar mis piernas, me las acortan y por eso parezco más bajita. Todo es cuestión de proporción. He aprendido que los vaqueros de tiro alto me sientan mejor que los de tiro bajo porque me alargan las piernas. Y jamás volveré a ponerme unos acampanados. Los pitillo me favorecen mucho más, sin duda alguna.

¿Otras prendas que me sientan bien? Los jerséis. Me favorecen, al igual que las faldas y vestidos cortos o cualquier prenda por encima de la rodilla. Es ropa que se ve proporcionada. También me gusta el calzado en tonos *nude* si no llevo pantalones porque me hacen más alta.

Como ves, el truco es equilibrar y resaltar virtudes, independientemente de tu complexión o talla. Ahora te daré algunas pistas para encontrar las prendas más apropiadas. No son normas que deban seguirse al pie de la letra, sino sugerencias. Al fin y al cabo, hasta las *celebrities* más conocidas presumen de atuendos que deslucen su figura y, además, los han convertido en su sello personal. Estoy segura de que te suenan esas gemelas que adoran las prendas anchas y holgadas, desde vestidos y abrigos hasta gafas de sol. Por no mencionar a la estrella de *realities* con curvas de infarto que opta por las últimas tendencias y siempre va muy ajustada. Si quieres vestirte en desacuerdo con tu complexión, de acuerdo. ¡Sé valiente y adelante!

PETITE

- Escoge prendas del mismo color. Un atuendo monocromático (es decir, de un mismo color de la cabeza a los pies, por ejemplo, negro) siempre alarga más que un look de varios colores (la parte de arriba de un color y los pantalones o falda de otro, por ejemplo color melocotón arriba y azul marino abajo).
- Lleva calzado color *nude* sin medias y calzado negro con medias oscuras. Así parecerás más alta.
- Prueba a combinar una camiseta con líneas verticales y unos pantalones de línea diplomática.
- Decántate por pantalones o faldas de tiro alto.
- Si eres amante de los tacones, cálzate unas deportivas cuando vayas más casual.

CURVILÍNEA

- Opta por vestidos entallados o trajes de dos piezas en lugar de prendas demasiado holgadas y sin forma.
- Prueba una falda lápiz a la altura de la rodilla.
- Define la cintura con un cinturón ancho.
- Da preferencia a los colores sólidos en lugar de a estampados.
- Evita cualquier prenda con volantes.

ALTA

La mayoría de las mujeres quiere parecer más altas, ¡así que no sé qué consejo darte si ya lo eres! Conozco chicas a las que no les gusta ser más altas que sus amigas. ¡Debes aprovecharte de este regalo de la naturaleza! Atrévete a llevar tacones. Muéstrate orgullosa de tu altura y camina con la espalda bien erguida. Y sé amable con tus amigas bajitas. Si prefieres no llamar la atención, aquí tienes algunos trucos que puedes seguir:

- No lleves líneas verticales. Opta por una camisa o un vestido con rayas horizontales.
- Combina prendas de distinto color.
- Cómprate zapatos planos. Te otorgarán un look muy chic.

FORMA DE MANZANA

- Da prioridad a las camisetas con cuello de pico.
- Los pantalones estrechos son mejor opción que los leggins.
- Prueba los vestidos o camisas cruzadas para marcar la cintura.
- Evita cuellos altos y vestidos palabra de honor.
- Combina prendas de distinto color y evita looks monocromáticos.

FORMA DE TRIÁNGULO INVERTIDO

- Opta por chaquetas de hombros redondeados.
- Evita cualquier hombrera.
- Escoge prendas que acentúen la cintura, como *blazers* entallados o cinturones.
- Prueba las faldas acampanadas para equilibrar la parte de arriba y la de abajo.
- No te pongas faldas con rayas horizontales.

VESTIRSE PARA LA OCASIÓN

A veces es difícil saber qué llevar en ciertas ocasiones. No quieres vestir elegante, pero tampoco quieres pasarte de casual. No tienes claro qué es lo más apropiado, así que al final optas por arreglarte. Cuando pecas de casual, la gente puede creer que no le has dado la más mínima importancia. Sin embargo, ir más elegante de lo que marca el protocolo significa que te has esforzado. Sea cual sea el caso, usa el sentido común. No llevarías un vestido largo a un partido de béisbol, ¡a menos que quisieras llamar la atención!

Aquí te doy algunas ideas de qué llevar según la ocasión.

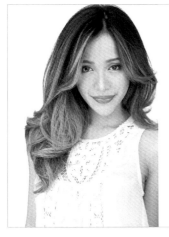

PRIMERA CITA

Lo primordial es que parezcas quien realmente eres. No te vistas como una persona distinta en una primera cita. Si no, ¿cuándo piensas revelar quién eres en realidad? ¿En la tercera cita? ¿En la cuarta? ¿Nunca?

Obviamente, no te vistas como si fueras a un bar de copas, ¡a menos que la primera cita sea ahí! Yo iría con un conjunto mono que combine a la perfección.

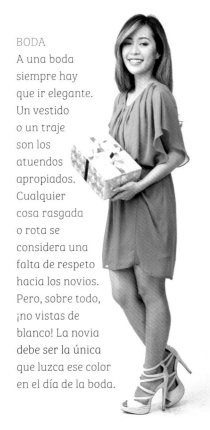

BODA

A una boda siempre hay que ir elegante. Un vestido o un traje son los atuendos apropiados. Cualquier cosa rasgada o rota se considera una falta de respeto hacia los novios. Pero, sobre todo, ¡no vistas de blanco! La novia debe ser la única que luzca ese color en el día de la boda.

FUNERAL

Una vez más, la cuestión es el respeto. Un funeral es un acontecimiento que recuerda a la persona que hemos perdido, así que evita ropa ostentosa o desaliñada. En la mayoría de los países los tonos oscuros, como el negro o el azul marino, son la opción adecuada. Hay colores que, para mí, no son ofensivos (siempre que no sean brillantes), como rojo, rosa o amarillo. En ciertas culturas asiáticas, el blanco es la mejor alternativa.

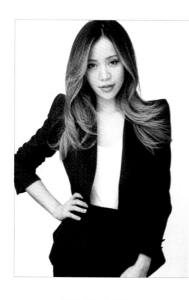

Tu atuendo puede ayudarte a conseguir el trabajo. Abordaré este tema más adelante. Antes de la entrevista, investiga un poco y averigua qué suele ponerse la gente que trabaja en esa oficina. Lleva algo parecido a la entrevista, o incluso algo más elegante. Por ejemplo, si los trabajadores llevan vaqueros, sudaderas y deportivas, ponte unos tejanos y una camiseta con un *blazer* y un par de botas o bailarinas. Deja la sudadera para el día en que empieces a trabajar. Así causarás una buena impresión.

TRABAJO

Esto merece una sección entera, ¡así que vamos a ello!

ROPA PARA TRABAJAR

Para mí, hay dos tipos de trabajos. En algunos los trabajadores llevan lo que les place y se tolera la individualidad. En otros, en cambio, usan «uniforme». Es decir, un look particular que todos tienden a adoptar. Si no sigues esas normas no escritas no encajarás, y quizá tus compañeros no te tomen en serio. Si odias el uniforme, probablemente estés en el lugar equivocado.

Echemos un vistazo al «uniforme» que utilizan distintas profesiones.

EMPRESA TECNOLÓGICA DE RECIENTE CREACIÓN

Por lo visto, estas empresas tan modernas son las más tolerantes con el *dress code*, aunque cabe decir que los trabajadores se gastan un dineral en ropa. Resulta difícil considerar estos *outfits* como uniformes porque son muy casual, pero no te engañes. ¡Un uniforme es un uniforme! ¿Recuerdas cómo se vestía Steve Jobs cuando dirigía Apple? Vaqueros, jersey de cuello alto negro y unas deportivas New Balance. Fue uno de los hombres más poderosos y competentes del mundo y siempre se mantuvo fiel a su estilo. Lo mismo puede decirse del fundador de Facebook, Mark Zuckerberg. Siempre lleva camiseta gris, sudadera y vaqueros. La cuestión es vestirse como una persona de a pie pero remarcar que estás por encima de la moda.

En términos generales, la moda en el mundo de la tecnología se basa en la comodidad. Los días se hacen muy largos y si se trata de una empresa de reciente creación te tocará pasar mucho tiempo frente a tu escritorio. El único momento en que pensarás en cómo vas vestida será cuando te reúnas con clientes o inversores. Esas son las ocasiones en las que querrás causar una buena impresión, así que deshazte de las chanclas y de las camisetas arrugadas.

Sí
- Denim (tejido vaquero)
- Deportivas o chanclas
- Sudaderas
- Camisetas
- Auriculares

No-no
- Ropa arrugada o maloliente. Cuando trabajas en una empresa que empieza apenas tienes tiempo para lavadoras. Tal y como sales de la cama, te vas al trabajo. ¡Pero piensa en tus compañeros! Ponte siempre una camiseta limpia
- Pies descalzos. He visto programadores paseándose por las oficinas de Google sin zapatos, pero no te lo recomiendo

EMPRESA TRADICIONAL/CORPORATIVA

Me refiero a trabajos relacionados con las finanzas o el derecho. Quizá la empresa tiene ciertas pautas sobre la vestimenta de sus trabajadores. Cualquier prenda llamativa o de última tendencia está fuera de lugar; la idea es pasar desapercibida. No pretendas destacar; formas parte de un equipo. Lo importante aquí es el trabajo, o el cliente. Pero eso no significa que debas vestir de forma unisex o aburrida. Busca ropa con un corte bonito y tela agradable. Presta también atención al pelo y al maquillaje. Llevar ropa conservadora no significa desaparecer del mapa por completo.

Sí

- Colores neutros
- Vestidos sencillos
- Accesorios simples
- Un maletín bonito para el ordenador
- Calzado adecuado

No-no

- Calzado que hace ruido al andar
- Bisutería que tintinea
- Faldas o vestidos cortos
- Escote
- Colores vivos

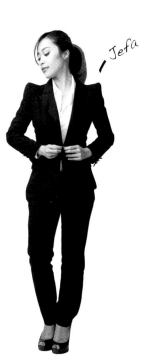

PROFESORA

Viste tal y como quieras que tus alumnos te vean. Para mí, lo mejor es optar por un estilo modesto, atemporal y clásico. No caigas en un look demasiado casual, ni des a entender que te importa mucho la moda. Pero por otro lado, no seas muy estricta con tu look, porque no trabajas en una institución financiera. Quizá des la impresión equivocada.

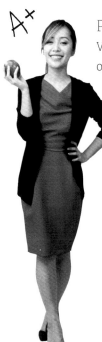

Sí

- Calzado cómodo (¡estarás muchas horas de pie!)
- Ropa cómoda
- Ropa compatible con la pizarra. Sería muy incómodo que, al escribir la fecha, revelaras alguna parte de tu cuerpo. Asegúrate de que las camisetas te llegan a la cadera.
- Tonos intensos
- Bisutería sencilla

No-no

- Minifaldas
- Blusas escotadas
- *Casual denim* (vaqueros rotos, anchos, etc.)
- Chándal
- Tacones altos

MODA

La gente que trabaja en moda debe ser muy consciente de cómo viste. Hay que seguir las últimas tendencias. Si te importa un comino la ropa, no te metas en este mundo. Los profesionales de la moda se fijarán en tu aspecto. Es así, y punto. Descubre qué «voz» prima en esa empresa y asegúrate de vestir de acuerdo con ella. Con «voz» me refiero al tono o la vibración de la empresa. ¿Es chic, sofisticada o súper moderna?

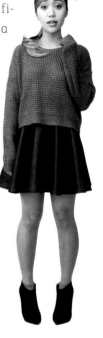

Sí

- El color negro
- Ropa de diseñadores
- Moderación en las tendencias
- Una prenda llamativa (zapatos, collar, sombrero, etc.)

No-no

- Imitaciones o falsificaciones
- Prendas de última tendencia baratas
- Looks conservadores o pijos
- Vaqueros rotos

ARTISTA

Esta es la única profesión que te permite llevar lo que quieras. La imagen prevalece. Ser artista podría compararse con un personaje de cuento. ¿Cuál es tu cuento? ¿Qué le quieres explicar al mundo? Asegúrate de que tu look se corresponda con tu visión. No hay síes ni noes, porque cualquier cosa sirve.

ESTRELLA DEL *STREET-STYLE*

Has de tener muchos contactos, además de estilo, para este trabajo tan poco común. Quizá tengas más suerte si te presentas a presidente del país o quieres ser estrella de la NBA. Pero si es tu sueño, adelante. El armario será tu ruina, así que no estaría mal que tus mejores amigos fueran diseñadores de moda. Después de todo tu trabajo consiste en llevar la ropa al día siguiente del desfile de presentación. Cuando la ropa ya esté en las tiendas, regálala o véndela.

Sí

- Mezclar estampados sin miedo
- Los zapatos, cuanto más extravagantes mejor
- *Clutches*
- Colores atrevidos
- Gafas de sol
- Un pelo y maquillaje perfectos

No-no

- Ropa de la temporada pasada
- Alguna prenda que una famosa ya ha llevado
- Un total *black look*
- Atuendos adecuados para la estación (¿Botas de nieve? ¿Un plumas? ¡Anda ya! Jamás tapes tu *outfit*)

PELUQUERAS, MAQUILLADORAS Y ESTILISTAS DE MODA

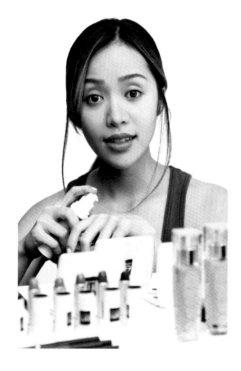

En estas profesiones, tu look depende de dónde vives. Por ejemplo, en la Costa Oeste de Estados Unidos el look es lo más importante. Los Ángeles es el mundo de las estrellas de cine, así que si vistes como ellas, perfecto. Tu intención es que la gente te diga: «Uau, debes ser muy buena porque pareces una *celebrity*». En L.A., si eres una estilista de moda, tu estilo es un fiel reflejo de tu trabajo. Si tu estilo propio es romántico, viste así. Si es atrevido, viste atrevida. Las peluqueras y maquilladoras también tienen un estilo único que demuestra su personalidad.

En Nueva York, lo primordial es el trabajo y no el aspecto. En Europa, en cambio, se prima el minimalismo. Quizá te cueste creerlo, pero las mejores maquilladoras ni siquiera llevan una gota de maquillaje. Al principio tampoco daba crédito, pero es cierto. Y si se maquillan, siempre lo hacen en tonos *nude*: un poco de corrector para cubrir las ojeras, una pincelada de colorete, un bálsamo labial neutro y quizás algo de máscara de pestañas.

Sí
- Cualquier prenda negra
- Zapatillas deportivas chic
- Vaqueros
- Cabello sucio
- Sin maquillaje
- Caro/barato (prendas de diseñador combinadas con chollos de alguna cadena de tiendas)

No-no
- Ropa de última tendencia
- Prendas sofisticadas
- Prendas que imposibiliten moverse con facilidad

MODESTIA

Hay quien cree que si eres modesta, triunfarás. Yo también estoy de acuerdo con vestir con modestia, sobre todo en el trabajo. La modestia tiene algo de elegancia y misterio. En caso de duda, opta por la discreción. Demuestra clase y no te pases con el escote. Evita los shorts demasiado cortos, por favor. Las nalgas jamás deben quedar por debajo de la tela. Aunque tengas el mejor trasero del mundo, el look es horrendo.

¡REPÍTELO!

Nunca temas repetir un *outfit*. Las mujeres más estilosas del mundo llevan la misma ropa una y otra vez, ya sean princesas, editoras o primeras damas, todas lo hacen. El estilo no tiene nada que ver con tener toneladas de ropa o estrenar modelito cada día.

Nunca sientas que debas guardar las apariencias, como dice la expresión. De aquí a diez años nadie guardará las apariencias. Es tu vida, así que céntrate en ti misma. ¡Es tu historia!

CÓMO ELEGIR LOS COMPLEMENTOS

Cuando se trata de añadir accesorios a mi look, opto por la sencillez. Para ser sincera, los complementos no me vuelven loca, básicamente porque me pirra el maquillaje. Suelo llevar una pulsera y un anillo y, si salgo de casa, un bolso, por supuesto, y gafas de sol. Me gustan las de aviador. No soy amante de las gafas enormes porque no me sientan bien a la cara.

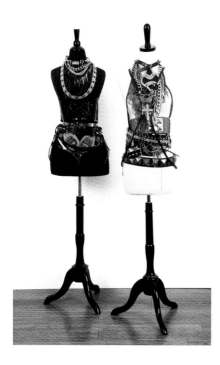

Los accesorios pueden llegar a ser tu mejor aliado y reconozco que dan otra vida al armario. Con los complementos adecuados, puedes convertir un vestido básico en un vestido bonito, punky, sexy o conservador.

Todo el mundo prefiere accesorios de talla única, pero lo cierto es que debes tener en cuenta la forma de tu cuerpo al elegirlos. Me encantaría llevar un montón de pulseras como los maniquíes de los escaparates, pero mis brazos parecerían aún más cortos. Lo mismo ocurre con collares exagerados, pendientes grandes, bufandas, cinturones y bolsos enormes. Me fascinan los bolsos grandes, pero mi figura se desdibuja con complementos así. También deberías tener en cuenta la forma del accesorio. Un pañuelo enorme de mil colores no tiene nada que ver con uno más estrecho y de color negro. Lo mismo ocurre con el bolso; si es cuadrado y de un color muy vivo llama la atención por sí solo, mientras que algo más simple, como un bolso rectangular clásico con cadena, te hará más alta.

GAFAS

Mi visión no es perfecta, así que de vez en cuando debo llevar gafas. Por la forma de mi nariz, muchas monturas me resbalan continuamente. Siempre tengo que pasearme por varias ópticas para encontrar las gafas perfectas. La forma de la montura puede realzar ciertas partes de tu rostro, no lo olvides. Sé que las gafas de pasta son el último grito, pero en mi opinión las monturas más finas con un elemento decorativo, como un estampado de leopardo o algo de color en las patillas, sientan mejor.

Las gafas apropiadas para tu cara

REDONDA Si tienes la cara redonda, probablemente tengas mofletes y una frente y un mentón más discretos.

Para definir el rostro, busca gafas con formas angulares muy marcadas o monturas rectangulares. Así, dará la impresión de que tienes la cara más larga. Además, las gafas rectangulares hacen que los ojos se vean más grandes. Evita las gafas redondas al estilo Harry Potter. Norma general: escoge monturas cuya forma sea la opuesta a la de tu rostro.

CUADRADA Si tienes mandíbula marcada y frente ancha, es que es cuadrada... ¡Me refiero a la forma de tu cara, no a tu personalidad! Esta forma es muy de «alta costura».

Las gafas redondeadas y suaves son perfectas para un rostro como el tuyo. Busca monturas que se asienten bien en la parte superior del puente de la nariz para que te alarguen el rostro. Intenta encontrar unas gafas con un marco superior llamativo para que el punto de atención sea el centro de tu rostro en lugar de la mandíbula. Las gafas deben suavizar tus rasgos marcados, no acentuarlos. La cuestión es el equilibrio, y eso significa evitar gafas estrechas o cuadradas.

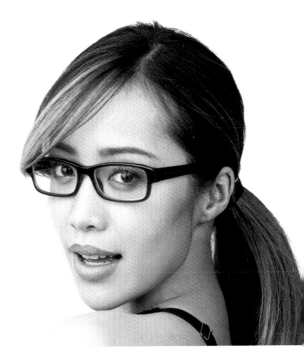

DIAMANTE Si tienes la frente y la mandíbula estrecha, esta es tu forma.

Juega con esos rasgos tan delicados y ponte monturas ovaladas o con forma de ojo de gato. Estas gafas te disimularán los pómulos. Además, si la parte superior de la montura tiene algún tipo de decoración, las cejas se verán más anchas y, por lo tanto, más expresivas. Evita las monturas cuadradas que pueden acentuar las mejillas. Opta por la delicadeza y el atrevimiento.

OBLONGA Si tienes la cara ovalada, pruébate un par de gafas grandes. Da lo mismo si las patillas sobresalen un poco. Las monturas doradas te quedarán de cine, por cierto.

CÓMO LLEVAR TACONES

La primera vez que te calces unos tacones te resultarán incómodos. Después de todo, caminas sobre la punta de los pies. Si eres nueva en esto, prueba los zapatos de tacón bajo y, poco a poco, ve aumentando los centímetros. Si te caes o das un traspiés, no te avergüences. Hasta que aprendí a andar con tacones, ¡no dejaba de tropezar! Levántate y ríete.

Cuando los compres, recuerda que cuanto más ancho el tacón, más equilibrio. Si piensas usarlos para ir al trabajo o saltar al autobús o al metro, tenlo en cuenta. Además, asegúrate de que la talla es la apropiada. Los tacones de aguja son chic, pero unos pies llenos de tiritas y ampollas no lo son. Un último consejo: si llevas tacones y vas a subir o bajar escaleras, ¡agárrate de la barandilla! Los peldaños y los tacones no suelen ser buenos amigos. Conozco a chicas que se han hecho mucho daño, así que ándate con cuidado.

COMPRA INTELIGENTE

Aunque hoy en día puedo permitirme comprar más cosas que hace unos años, siempre me pregunto: «¿Realmente lo necesito?». Hace unos días navegaba por la red en busca del vestido perfecto para el estreno de una película. Encontré uno precioso, pero costaba una fortuna. Para mis adentros pensé: «Si voy a gastarme este dineral, tendría que llevarlo un millón de veces». Así que busqué otra alternativa e incluso encontré un cupón descuento. Da igual lo rica o pobre que seas; si puedes encontrar una ganga, mejor. Sé una compradora inteligente y ahorradora. Ahorrar dinero siempre es algo positivo.

COMPRAS VINTAGE

Si no tienes mucho dinero o quieres ser única, las boutiques vintage y las tiendas de segunda mano son tus aliadas. Fíjate en cuántas *celebrities*, modelos e iconos de estilo adoran la ropa vintage. Hay algo especial en llevar una prenda que guarda una historia.

Me fascina comprar en mercados de pulgas y boutiques vintage porque se pueden encontrar prendas preciosas y exclusivas. Desde luego, no te cruzarás con nadie que lleve el mismo *outfit* que tú si lo has comprado en una tienda de segunda mano. Cuando era estudiante de arte en Sarasota, ir de compras a alguna fundación benéfica era una búsqueda del tesoro. En aquella zona viven muchas jubiladas adineradas dispuestas a donar su armario. Allí se podían encontrar chaquetas Chanel y bolsos Luis Vuitton por una décima parte de lo que costarían en una tienda oficial. Sin embargo, debes armarte de paciencia y tener buen ojo. ¿Cómo se aprende a tener buen ojo? Solo hay un camino: repasa todas las revistas de moda o mira desfiles online. Averigua por qué una prenda se considera clásica o de última tendencia. Mira qué suelen llevar las estrellas sobre la alfombra roja y evalúa qué les favorece y qué no. También deberías aprender a diferenciar una prenda bien confeccionada. Ya hemos comentado esto antes. ¿La tela pesa demasiado? ¿Los botones parecen robustos? ¿Están bien cosidos? ¿Y las costuras y los remates? ¿Tiene forro? La próxima vez que entres en una tienda de ropa, coge una prenda y examínala. Dale la vuelta para comprobar las costuras. Te sorprenderías al ver cuánto puedes aprender con tan solo mirar, tocar y comparar la ropa.

COMPRAS ONLINE

Comprar ropa por Internet puede ser peligroso. Es fácil, divertido... ¡pero alguien tiene que pagar todas esas prendas! Cuidado con las compras compulsivas. Si al recibir tu paquete ves que la ropa no te sienta bien o te arrepientes, devuélvela de inmediato. No pasa nada por cometer un error, pero asegúrate de recuperar el dinero. No castigues a tu cuenta bancaria, ella no tiene la culpa.

CUIDAR DE LA ROPA
Y DEL CALZADO

Nunca deberías descuidar tu armario. Da igual si han costado una fortuna o una miseria, tanto la ropa como el calzado duran más si han recibido un trato cariñoso.

CÓMO LAVAR A MANO

Antes de lavar cualquier prenda, lee la etiqueta para saber de qué material está hecha. Hay ropa que puede lavarse a máquina, pero otra debe lavarse en seco o incluso a mano. ¿No sabes cómo lavar la ropa a mano? Yo utilizo un cubo de plástico grande y lo lleno con agua tibia (o fría si la prenda es oscura). Añado un poco de polvos oxigenados. Meto la prenda en el cubo y dejo que se empape de agua. Si tiene alguna mancha, la froto con cuidado y la aclaro bien. Después, dejo la prenda sobre una toalla para que no se deforme durante al menos una hora. La toalla es perfecta para absorber la humedad. (¡No hagas esto sobre un suelo de madera! Podrías deformar los tablones.) Por último, cuelgo la prenda y dejo que se seque al aire libre. Si te saltas el paso de la toalla, la ropa no dejará de gotear agua allá donde la cuelgues.

CUIDAR EL CALZADO

Si retrocedemos a mi época de estudiante sin blanca, solo tenía un par de zapatos buenos. Era muy meticulosa con ellos porque no tenía otra opción. Los limpiaba a menudo, sobre todo cuando sufrían algún rasguño. En el mercado encontrarás una amplia oferta de betunes que darán una segunda vida a tus zapatos. Para el calzado oscuro puedes elegir entre betún en crema o líquido. Si tienes unos zapatos blancos, puedes utilizar productos como el Borrador Mágico para eliminar cualquier marca. Para el calzado de ante, utiliza un borrador incoloro para que las marcas de sudor desaparezcan. En el caso de suelas desgastadas o tacones rotos, acude a tu zapatero habitual. Si los cuidas, los zapatos pueden durar años.

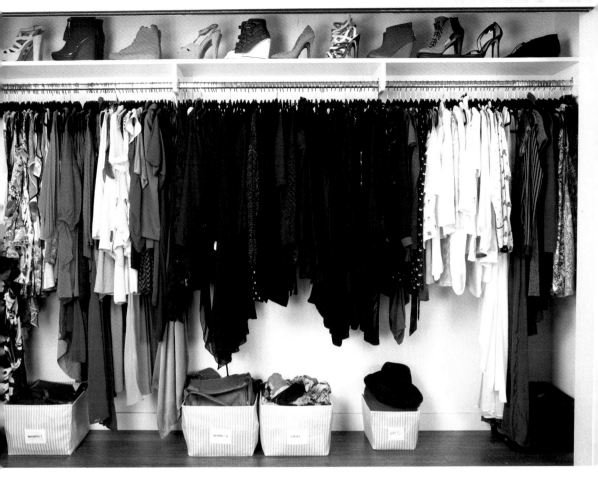

ORGANIZAR EL ARMARIO

Yo clasifico la ropa según la estación. En Los Ángeles, el cambio de estación apenas se nota. Sin embargo, en Nueva York el tiempo puede ser muy distinto cada día. Puede alcanzar los cuarenta grados y brillar el sol, o bajar hasta los quince y llover a cántaros. ¡O incluso nevar! Así que debes estar preparada. Mi armario principal alberga las prendas que necesito para la temporada actual; todo lo demás, lo guardo. La cuestión es maximizar el espacio y ser eficiente. Conozco a chicas a quienes les fascina tener un armario gigante con toda la ropa. Pero yo no soy así. No necesito ver cada prenda de ropa que tengo.

A la hora de organizarlo, soy muy específica. Empiezo por las partes de arriba y acabo con los pantalones y faldas. Después, cada categoría tiene sus propias secciones: chaquetas, blusas, leggins, faldas, etc. Cada sección está

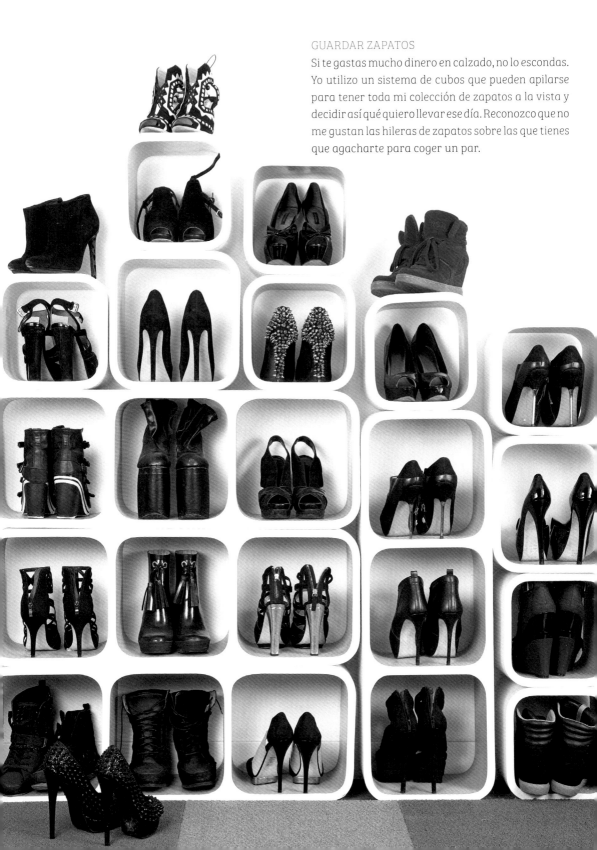

GUARDAR ZAPATOS

Si te gastas mucho dinero en calzado, no lo escondas. Yo utilizo un sistema de cubos que pueden apilarse para tener toda mi colección de zapatos a la vista y decidir así qué quiero llevar ese día. Reconozco que no me gustan las hileras de zapatos sobre las que tienes que agacharte para coger un par.

ordenada según color. Así puedo encontrar lo que necesito sin perder un
minuto. Cuando escojo una prenda,
dejo la percha vacía para saber dónde
estaba. Aunque no me considero una
maniática de las perchas, lo cierto es
que me gustan las finas de velvetón.
Así la ropa no resbala ni se cae.

En cuanto a los accesorios, los orga-
nizo en una especie de árbol que diseñé
con ese propósito. Si has acumulado
muchas pulseras, anillos, collares y
demás bisutería, también puedes usar
un clasificador con múltiples bolsillos
transparentes. Así puedes verlo todo
a primera vista, y es genial para trabajar. O, si eres muy creativa, puedes
utilizar un tablero con clavijas.

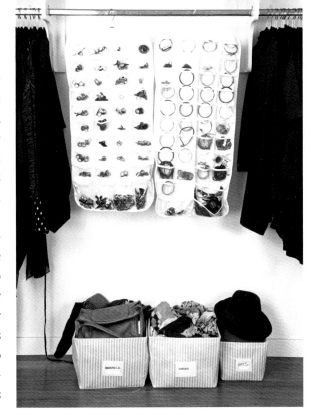

UN ÚLTIMO CONSEJO SOBRE MODA

No dejes que los objetos materiales te definan. Tu yo verdadero lo refleja
tu inteligencia, tu carácter, tu personalidad y tus acciones. Esas son cosas
que el dinero no puede comprar y que jamás pasan de moda.

En las primeras páginas te contaba que, en mis años de instituto, probé
distintos *outfits* y cambié de personalidad para intentar encajar. No me
arrepiento de haberlo intentado porque gracias a eso descubrí quién era
en realidad. Creo que todos pasamos por una etapa parecida mientras
tratamos de identificar nuestro verdadero yo.

Nada es más estiloso que saber quién eres. Sé una mujer con sustancia,
no una mujer con cosas.

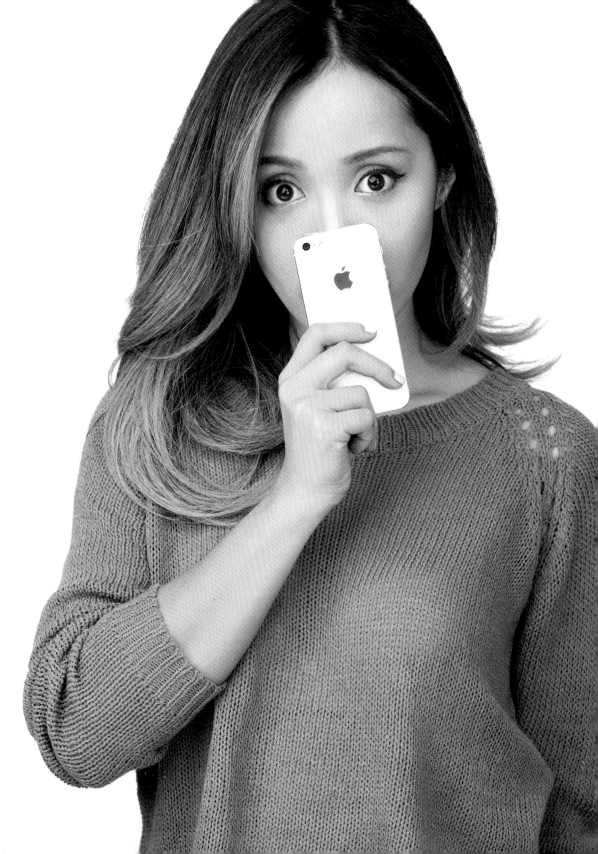

ACIERTOS Y ERRORES DIGITALES

N o hagas caso de lo que algunos dicen: navegar por el espacio digital no es fácil. Toda mi vida gira en torno al espacio digital, ¡y todavía hoy me parece peliagudo! Las normas cambian cada dos por tres, la tecnología evoluciona en un abrir y cerrar de ojos, y los usuarios seguimos sujetando nuestros aparatos electrónicos, u observando la pantalla de nuestro ordenador, preguntándonos qué hacer, cómo y por qué.

Internet hace tiempo que existe, pero cada día nos topamos con situaciones que implican nuevas formas de pensar o usar. Es lioso, ¿no? Cuando por fin dominamos algo, aparece otra cosa mejor, más novedosa y más útil. Esa inmediatez ha cambiado nuestra vida a mejor, pero además de una bendición también ha sido una maldición. En este capítulo compartiré contigo todo lo que he aprendido sobre el mundo digital: las normas éticas, el protocolo, los mejores trucos. Si orientas tu vida digital desde una perspectiva inteligente y estratégica, créeme, tendrás menos preocupaciones y más tiempo para disfrutar de las ventajas.

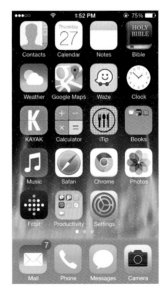

EL ARTE DE ENVIAR MENSAJES DE TEXTO

Estos mensajes son una forma de comunicación rápida y fácil. Tecleas unas palabras y pulsas el botón de enviar. La mayoría de la gente nunca habla por teléfono o deja un mensaje en el buzón de voz porque prefiere enviar un mensaje de texto. Pero, al igual que ocurre con cualquier forma de comunicación escrita, este tipo de mensajes pueden dar pie a todo tipo de malentendidos.

Echemos un vistazo a algunas normas básicas.

RESPONDE DE INMEDIATO

¿Has recibido un mensaje? ¿Cuándo? ¿Hace unas horas? ¿Ayer? ¿A qué estás esperando? No digo que dejes lo que estés haciendo y respondas, pero la mayoría de los mensajes merece una respuesta razonablemente rápida. De lo contrario, la persona que te lo mandó se preguntará hasta qué punto te importa. Pongamos que una amiga te envía un mensaje. No respondes, pero ella se ha percatado de que has actualizado tu estado en Facebook y has colgado una fotografía nueva en Instagram. Eso duele. Intenta no tardar más de una hora en responder los mensajes. Pero, si estás trabajando o en mitad de una cita, o haciendo algo que exige toda tu atención, puede esperar.

Por supuesto, se dan excepciones. Puede que el mensaje que has recibido requiera una respuesta meditada. En ese caso, tómate el tiempo necesario para cavilar lo que vas a contestar. O quizá quieres retrasar tu respuesta a propósito. Un mensaje que tarda uno o dos días será un mensaje alto y claro.

¿Se puede ignorar un mensaje? ¡Desde luego! Pero piensa que darás a entender que estás enfadada o que te importa bien poco. Siempre puedes fingir que no lo recibiste, pero esa mentirijilla es difícil de creer en los tiempos que corren. Es más fácil creer que no has visto el mensaje, o que ha quedado oculto entre muchos otros. De sobra está decir que si la persona que te envía el mensaje es un desconocido, no estás en absoluto obligada a responder.

SÍES Y NOES DE LOS MENSAJES

No envíes una novela. Si el mensaje exige muchas palabras para expresar lo que quieres, opta por un correo electrónico.

¡Hola! No sé si recibiste mi mensaje, pero creo que deberíamos vernos esta semana sin falta para poner en marcha el proyecto. Tengo muchísimas ideas que querría compartir contigo. He pensado que podríamos empezar con una presentación Power Point y después incorporar una actividad. ¡Quizá hasta podríamos acabar con un premio! Si tienes un minuto, dime qué te parece. Si no, ya hablaremos en clase mañana.

No escribas todo el mensaje en mayúscula. Se considera EL EQUIVALENTE A GRITAR. ¿Ves? Si pretendes alzar la voz, entonces de acuerdo. Pero si ese no es el caso, utiliza la mayúscula como corresponde.

> Hola, lo siento mucho pero creo que no podré ir a la fiesta esta noche.

OK. ¿POR QUÉ NO?

← ¿qué ha sido eso?

> Perdona… no pretendía ofenderte. Mi hermana me ha dado una sorpresa y ha venido un día antes.

Ah, no te preocupes.
Nos vemos otro día.

No respondas a un mensaje de texto largo o importante con un simple OK. Puede interpretarse como un insulto. Esfuérzate o la otra persona se lo tomará mal. El OK se utiliza para acabar una conversación pronto. Puedes añadir una cara sonriente para suavizar el final: OK :)

> ¡Hola! Me ha contado un pajarito que estarás por aquí este fin de semana. ¡Deberíamos vernos! ¿Te apetece que cenemos juntas? Me encantaría charlar contigo. ¡Dime si estás libre!

OK

← no es cool

No acabes tu mensaje con puntos suspensivos a menos que dudes o quieras seguir la conversación. Esos puntos implican que tienes algo más que decir, o que estás descontenta. Por ejemplo: «¡Hola! Al final no podré pasarme hoy». «Oh, de acuerdo…» En este caso, los puntos suspensivos invitan a preguntar, «¿Qué ocurre?». La próxima vez que quieras usarlos recuerda que son tan dramáticos como una situación de alta tensión, así que úsalos con propiedad.

> ¿Te apetece salir hoy? Estábamos pensando en una cena de chicas en el centro, ¿te apuntas?

Sí…

← ¡no dejes a tus amigas a la espera!

Bueno, hemos quedado a las 8, así que dime algo antes.

Vale...

Usa emoticonos y abreviaciones con coherencia. Son divertidos, así que inclúyelos en tus mensajes. No tengas miedo a usar TQ o OMG con tus amigos. Pero ¿con tu jefe, casero o cualquiera que no sea tu súper amigo/a? Ni hablar.

Hola____, soy ____ del trabajo. ¿Podrías firmar el paquete que llegará mañana al despacho?

OMG, ¡gracias por recordármelo! Me quedaré en recepción hasta que llegue Ta luec! 😊

No hagas *sexting*. No hace falta dar muchas explicaciones, pero he visto a muchos chicos y chicas compartir mensajes subidos de tono con sus amigos. Aunque parezca mentira, ya nada es privado.

No discutas por mensaje. Es preferible levantar el teléfono y charlar. Discutir vía mensaje es absurdo, y solo conseguirás rizar más el rizo.

Nunca pongas punto y final a una relación por mensaje (¡o vía Facebook!). La única excusa para no hacerlo en persona o por teléfono es que el otro sea peligroso y pueda reaccionar con violencia. Una vez alguien rompió conmigo vía mensaje y permíteme que te diga que le perdí todo el respeto. Y es que poner fin a una relación así es una falta de tacto total.

Hey, sé que hace muy poco que hemos empezado a salir, pero esto no está funcionando. Lo siento.

Estás rompiendo conmigo?!?!

Sí, no lo soporto más.

¿ME TOMAS EL PELO? ¿Por mensaje? ¿En serio?   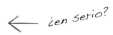 ¿en serio?

No envíes mensajes si has bebido. Y no permitas que tus amigas lo hagan. De hecho, no hagas uso de ninguna red social si estás borracha. ¡El desastre está asegurado!

No escribas mientras conduces. Es lo más importante de este capítulo. Un accidente ocurre en un segundo. Si vas en coche y el conductor decide contestar un mensaje, convéncele de que pare. O responde tú el mensaje. Escribir mientras conduces se puede evitar. Nuestros padres no conducían con el móvil en la mano. Además, el mensaje puede esperar hasta que aparques.

¿ADICTA A LAS ACTUALIZACIONES?

¿Cada cuánto actualizas tus redes sociales? ¿Cada semana? ¿Una vez al día? ¿Cada hora? Si publicas varias veces al día, quizá sea demasiado. Una cosa es responder a gente en Twitter o mantener una conversación y otra muy distinta publicar diez fotos en Instagram al día. ¿Media docena de actualizaciones en Facebook? Podría considerarse de mala educación. Muchos pensarán que no tienes en qué ocupar el tiempo. Estás taponando las redes sociales de tus amigos y seguidores. Debes replanteártelo: calidad por encima de cantidad. Toma las riendas de tu vida social y decide cuál es el mensaje, fotografía o actualización más importante. De lo contrario, no tardarás en darte cuenta de que muchos dejan de seguirte o te eliminan de sus cuentas.

Sin embargo, hay excepciones. ¿Conferencias, viajes o platos espectaculares? Esas cosas tienen un pase. Por supuesto, me encantaría seguirte si estás cubriendo la semana de la moda de París. Pero no publiques imágenes borrosas de una modelo desfilando. Recuerda que estás ocupando un espacio de tus amigos. ¿Estás de safari en África, rodeada de leones y elefantes? Adelante, publica las fotos. ¿Eres una fotógrafa profesional? Entonces también se te permite subir instantáneas varias veces al día. Pero contrólate.

Todo el mundo lleva una vida interesante, así que ¡da una oportunidad a los demás!

¿Y si eres adicta a las actualizaciones? Es un problema, y gordo. Lo primero es preguntarte por qué ansías tanta atención. ¿Eres una mariposa de las redes que se pirra por los «me gusta»? Tu vida no debe basarse en lo que opinan los demás, ¡sino en lo que opinas tú!

Quizá necesites una desintoxicación digital, de lo que hablaré más adelante.

No digo que llegues al punto de sufrir síndrome de abstinencia, pero imponte ciertos límites. Trata de reducir el tiempo que inviertes en actualizar las redes sociales cada día. Si pasas demasiado rato centrada en tu vida virtual, es posible que olvides tu vida real. Una actualización al día ya es mucho, a menos que sea un día especial. La única excepción es Twitter. Si estás manteniendo una conversación con alguien, puedes twitear varias veces al día.

SÍES Y NOES DE LAS ACTUALIZACIONES

Comparte momentos importantes con tus amigos y seguidores.

No obstruyas las redes sociales de los demás. Si publicas demasiado, la gente pasará por alto todas tus actualizaciones.

No dejes que las actualizaciones se conviertan en una obsesión. Es dañino.

EL PELIGRO DE LA SOBREINFORMACIÓN

Acabamos de hablar sobre el exceso de actualizaciones, una forma de sobreinformación. Sin embargo, existe algo aún más peligroso: dejar que el mundo sepa demasiado de tu vida. El éxito de las redes sociales se basa en un círculo infinito de información. Muchos comparten información porque es una forma de reconocimiento y otros porque, sencillamente, quieren comunicar ciertas experiencias al resto del mundo.

Pero cuando se trata de tu vida privada, debes ser muy precavida y cautelosa con lo que revelas. Si quieres compartir detalles íntimos, la decisión es tuya. Sin embargo, tu vida privada es sagrada, y así debería seguir siéndolo. Cualquier cosa que subas a la red se quedará ahí para siempre. Nunca podrás eliminarla. Podrás borrar un estado o una fotografía, pero no olvides que cualquiera puede copiarlos y difundirlos.

Quizá has pasado una noche loca con tus amigas. Y las fotografías de tu iPhone así lo demuestran. Decides publicar algunas imágenes en tu página de Facebook. ¿Qué hay de malo en eso? Tus padres no tienen Facebook y no has añadido a tu jefe.

Bueno, no son los únicos que pueden ver esas fotos. Resulta que hoy en día jefes y responsables de los departamentos de recursos humanos comprueban la actividad de las redes sociales de los candidatos a un puesto de trabajo. No es ilegal. Si estás igual de cualificada que otra candidata, el contenido de tus redes sociales puede marcar la diferencia y ser decisivo en tu contratación.

Antes de mostrar al mundo ese lado salvaje, privado o estúpido de tu vida, piénsalo bien: si alguien viera esas imágenes cinco años después, ¿qué pensaría? Aunque te parezca una aburrida, creo que deberías censurarte. Es como hablar: no puedes soltar lo primero que se te pasa por la cabeza. Uno piensa antes de hablar, y debes pensar antes de publicar. Antes de compartir cualquier cosa en las redes sociales, siempre me hago la misma pregunta: ¿me gustaría que mi hija (que espero tener algún día) viera esto? Si la respuesta es no, no lo publico.

A veces echo un vistazo a las fotografías más populares de Instagram para estar al día y me quedo de piedra. Muchas chicas publican fotografías obscenas. Es evidente que no son más que adolescentes, pero no puedo evitar sorprenderme. ¿Tanto les desespera obtener cierto reconocimiento? Quizá sí, pero lo conseguirán de las personas equivocadas.

Por cierto, no solo me refiero a las redes sociales. Quizá te hayas hecho una fotografía muy provocativa que quieres enviar a tu pareja, o a alguien que te gusta. A menos que quieras que todo el mundo la vea, ¡no la compartas! Pueden darse muchas situaciones. Quizás esa persona reenvíe la fotografía a sus amigos. Eso le ocurrió a una amiga mía en Snapchat, donde, supuestamente, ese tipo de cosas no pasan. El tipo con el que hablaba tomó una fotografía de la pantalla donde aparecía la imagen íntima que ella le había enviado. Quizá esa persona pierda el teléfono. O alguien le piratee la cuenta. Es posible que, por error, le envíes la fotografía a otra persona. Nadie se libra de estos errores; han arruinado carreras políticas y destruido la vida de muchísima gente. Son ejemplos extremos, por supuesto. Quizás en ese momento te parezca una foto inocente, pero te aconsejo que medites bien antes de pulsar el botón de enviar o publicar.

Un último apunte sobre la información laboral. Las fotografías íntimas u obscenas no son lo único que puede arruinar tu futuro profesional. Mucha gente publica demasiada información sobre su trabajo. Jamás compartas ninguna discusión con tu jefe, compañeros de trabajo o clientes. Quizá no te «sigan» o no estén en tu lista de «amigos» en las redes sociales, pero eso no significa que no puedan acceder a tus actualizaciones. El trabajo es algo privado. Aunque tu jefe sea un tirano y tus compañeros unos paletos, recuerda que compartir esa opinión puede hacerte perder el trabajo. Si no te gusta tu trabajo, busca otro.

SÍES Y NOES DE LA SOBREINFORMACIÓN

Evita la sobreinformación a toda costa.

Replantéate tu imagen virtual.

Siempre piensa en tu futuro antes de publicar ciertos comentarios, fotografías o estados.

No compartas ni publiques nada que pueda arruinar tu reputación.

Jamás te quejes de tu trabajo, jefe o compañeros en ninguna red social.

ROMANCE ONLINE

Cada vez son más las parejas que se conocen por Internet, ya sea mediante páginas de citas o redes sociales. Antes esta práctica cargaba con cierto estigma, pero hoy en día a todo el mundo le parece normal que hayas conocido a tu pareja en la red. De veras: no pasa nada. En un artículo leí que un tercio de los matrimonios se conocen por Internet. Es una cifra bastante considerable, ¡y no para de crecer!

Lo cierto es que no está mal tener donde elegir. Puedes conocer a alguien de modo tradicional, o tomar cartas en el asunto y especificar qué tipo de persona te gustaría conocer. ¿Te importa la altura? ¿Su religión? ¿Sus estudios? Tienes la oportunidad de ser todo lo tiquismiquis que quieras. Existen multitud de páginas de citas, tan solo tienes que dar con la adecuada para ti.

Si has decidido dar el paso y explorar el mundo del amor virtual, hay una serie de normas que debes seguir. Es muy fácil que te tomen el pelo. ¿Recuerdas aquella historia sobre el futbolista universitario que lloraba la muerte de su novia falsa? Por desgracia, hay gentuza pululando por la red que intenta aprovecharse de los usuarios, así que estate alerta. No estoy diciendo que sospeches de todo el mundo, pero haz de detective de vez en cuando.

¡Recuerda que es una carretera de doble sentido! Si estás editando tu perfil de la página de citas, sé coherente y realista. ¿De veras tienes esa edad, esa altura y ese peso? ¿Es cierto que alcanzaste ese nivel educativo? Por favor, no exageres la verdad.

En fin, empecemos por el principio. Conoces a alguien por Internet. Chateáis todos los días. Lo cierto es que te hace tilín. Seguís hablando para conoceros mejor. Decidís quedar y veros cara a cara. Hagamos un alto en el camino. ¿Qué sabes de esa persona? Investiga a fondo. Internet te ha proporcionado herramientas para tomar decisiones bien meditadas: qué coche comprar, qué restaurante reservar o qué película ver. Lo mismo ocurre con las relaciones sociales. No te sientas culpable al hacerlo. ¿Por qué buscarías información sobre una peli de *Star Trek* o un coche en particular y no de la persona con la que quizá pases el resto de tu vida?

Créeme: antes de una primera cita, me informo. Cómo se llama, dónde vive, de qué trabaja. Incluso compruebo páginas web que publican listas de acosadores locales. Me arremango y actúo como una investigadora privada en toda regla. Sé lista. No subestimes tu sexto sentido solo porque alguien te guste. Está bien ser un poco precavida al principio, incluso un poco desconfiada. Ahora bien, dicho esto, no puedes estar siempre buscando una mancha en su expediente. En algún momento esa persona merece el beneficio de la duda. Si eres recelosa por naturaleza, quizá conocer a alguien por Internet no sea lo tuyo. Te aconsejo que salgas con alguien de tu vecindario, o algún conocido de tus amigas (básicamente, alguien que te resulte «mínimamente» familiar).

Si el cariño y la atracción son verdaderos, ¡enhorabuena! Espero que disfrutéis de una relación duradera y saludable.

Por último, para que cualquier relación funcione se necesitan tres cosas:

Comunicación

Honestidad

Respeto

SÍES Y NOES DE LAS CITAS ONLINE

No mientas sobre quién eres. Es una forma horrible de empezar una relación. Además, recuerda que quieres conocer a alguien que te quiera tal como eres.

Déjate llevar por tu sexto sentido. Confía en tus instintos. Si algo no encaja, déjalo.

¡Haz los deberes! No hace falta un detective privado para averiguar algo sobre alguien. Internet te permite hacerlo por ti misma.

Confía en la otra persona... una vez te hayas informado bien.

No temas enamorarte.

GUARDA EL TELÉFONO MÓVIL

Cuando estés con alguien, dedícale toda tu atención. No hay nada más triste que un grupo de personas con los ojos clavados en la pantalla del móvil.

SÍES Y NOES SOBRE EL TELÉFONO MÓVIL

Guarda el móvil en cuanto te sientes a comer.

No compruebes los mensajes en un momento inapropiado. Ya sabes a lo que me refiero.

No camines por la acera, ni cruces la calle, con los ojos puestos en el móvil. Conozco a gente que ha tropezado en mitad de la calle o que ha sido arrollada por un coche. Ve con cuidado.

COMUNICACIONES PROFESIONALES

Cuando redactas un correo electrónico en el despacho o en clase, presta atención al tono que utilizas. Si te estás comunicando con un superior, exprésate con profesionalidad.

Por ejemplo:

Hola, ¿te apetece un café? Voy a enviar a la becaria a buscarlos.

O:

Buenos días, Michelle. La becaria va al Starbucks a comprar cafés para la reunión. ¿Quieres que te traiga algo?

Saludos,
Wendy

¿Ves la diferencia?

SÍES Y NOES DE LA COMUNICACIÓN PROFESIONAL

Utiliza un vocabulario correcto.

Despídete con un saludo y con tu nombre.

No utilices palabras poco formales, como «OK» o «hey».

Comprueba los errores de ortografía y gramática antes de enviar el mensaje.

No usar un tono profesional con colegas o con un superior.

No seas demasiado informal.

Mantén tus ideas personales en tu e-mail personal y, si es posible, envía correos personales desde tu ordenador.

DISCUSIONES ONLINE

Discutir por Internet es una pérdida de tiempo y, además, nunca acaba bien. Da igual de quién sea la culpa o quién esté equivocado, los dos hacéis el ridículo. Si eres tú quien ha provocado la confrontación, pregúntate por qué. ¿Qué crees que vas a conseguir discutiendo por mensaje?

Otro problema de las discusiones online es que quedan grabadas para siempre. No puedes dar marcha atrás. Si quieres decir algo, asegúrate antes de que no es fruto de un impulso o de una rabieta. Es muy fácil que tus palabras se malinterpreten y, al final, lo que querías decir se pierde por el camino. A mí me pasó en una ocasión. Dije cosas que no sentía y deseé volver atrás en el tiempo, pero eso es imposible. Me tocó aprender a las malas.

Si eres capaz de huir de una discusión online significa que eres fuerte. Ignorar es el arma que debes escoger. Así, nadie saldrá herido.

A veces solo necesitas un poco de distancia. Apaga el ordenador o guarda el móvil y entretente con algo. Espera veinte minutos y pregúntate si te sientes igual. Cuando estás enojada o rabiosa no siempre piensas con claridad: hablas con el corazón, no con la cabeza.

SÍES Y NOES DE LAS DISCUSIONES ONLINE
No discutas por Internet. Así de simple.

Comparte tus opiniones cara a cara. En ocasiones, estar en desacuerdo es legítimo, pero eso no significa que tengas que gritarlo a los cuatro vientos. Debate tus diferencias por e-mail o en persona.

Recuerda que publicar en la Red es para siempre. Puedes borrar un comentario o un mensaje, pero cualquiera puede tomarle una foto y difundirlo.

¡Consúltalo con la almohada! No es aconsejable actuar con impulsividad. Descansa. Al día siguiente lo verás con otros ojos.

SÉ BUENA AMIGA DIGITAL

Ya lo he comentado antes, pero cuando hay problemas digitales, debes actuar como una buena amiga. Tu entorno no siempre se guía por la sensatez, así que no temas alzar la voz para ahorrarles cualquier situación vergonzosa o peligrosa.

Imaginemos que, un día, a una amiga tuya le da por ir a la casa de su exnovio y esperarle en el coche. Sabes que deberías impedírselo, ¿verdad? Pues así deberías reaccionar si ves que le envía un mensaje de texto, le etiqueta en una fotografía de Instagram o le revisa el perfil de Facebook día y noche.

A veces, lo más fácil es cogerle el móvil y hablar con ella. Si resulta que tu amiga ha publicado un comentario inapropiado, no te amilanes: convéncela de que lo borre. Al final te lo agradecerá. Después de todo, solo estás mirando por su bien.

SÍES Y NOES DE UNA AMIGA DIGITAL
Di lo que piensas cuando tu amiga envíe un mensaje o publique algo en las redes sociales de lo que se pueda arrepentir.

No permitas que tus amigos escriban un mensaje mientras conducen. Ofrécete a escribir tú el mensaje.

Jamás le arrebates el móvil a quien conduce. Aunque tu intención sea evitar un accidente, podrías provocarlo. Con calma, explícale que no quieres seguir en el coche si va a escribir un mensaje y pídele que aparque en algún sitio.

No dejes que tus amigas se beban un par de copas y después publiquen una fotografía o envíen mensajes. Puede parecer divertido, pero al día siguiente todas os echaréis las manos a la cabeza.

Si una amiga ha publicado algo inapropiado, díselo. Quizás en el ardor del momento no se percató de que era una mala idea.

TODOS COMETEMOS ERRORES

Todo el mundo comete un error digital estúpido al menos una vez en la vida. ¡Yo tampoco me libro! ¿Qué hacer cuando eso ocurre? Solo hay una opción: asume tu responsabilidad y pasa página. No temas decir en voz alta: «Sí, fue estúpido. No sé en qué estaba pensando». Dependiendo de la situación, quizá quieras añadir que has cambiado, que ahora eres una persona totalmente diferente.

Y sí, puedes borrar algo si te arrepientes de haberlo publicado. Adelante. Pero, como ya he mencionado antes, cualquiera puede haber hecho una foto y difundirla. Si alguien se da cuenta de que has eliminado algo, admítelo. «Me di cuenta de que era absurdo/estúpido/inadecuado, y decidí borrarlo.»

Reconocer los errores es una gran virtud. Si siempre te escondes y huyes de la responsabilidad, la gente lo utilizará contra ti. Pero nadie podrá hacerlo si conviertes tu punto débil o tu error en tu escudo. Es una forma de desarmarles. Cuando la gente se percata de que asumes la responsabilidad, se olvida del asunto.

SÍES Y NOES DE LOS ERRORES
Reconoce los errores.

Pasa página una vez hayas asumido la responsabilidad de tus acciones y/o hayas pedido perdón. Hasta que tú no pases página, nadie lo hará.

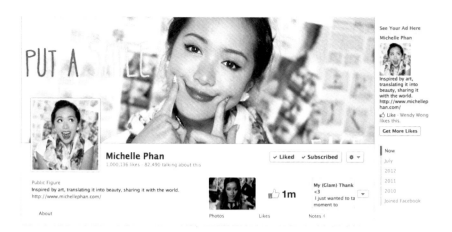

¿QUÉ ES TU IMAGEN VIRTUAL?

¿Alguna vez te has parado a pensar en la imagen virtual que proyectas? ¿Qué significa eso exactamente? Para entenderlo mejor, hablemos en términos de Hollywood. Imaginemos que eres Actriz A, que siempre protagonizas películas de miedo, apareces en ropa interior en revistas masculinas y sueltas tonterías en las entrevistas. Ahora pongamos que eres Actriz B, capaz de interpretar papeles muy distintos, con una cláusula de no-desnudez en los contratos y una organización benéfica a la que presta su imagen. ¿Cuál es la primera impresión que te ha dado cada actriz?

Ese mismo concepto puede trasladarse a las redes sociales. Si tus estados de Facebook siempre son intrascendentes y tus fotografías son ridículas, lo más probable es que la gente piense que eres tonta. Quizá seas mucho más seria e inteligente en la vida real, pero ten presente que la mayoría se fija en las redes sociales para formarse una opinión sobre alguien. Echa un vistazo a tu perfil y fíjate en tus actualizaciones. Si no te conocieras, ¿qué sería lo primero que pensarías de ti? ¿Qué reputación virtual te has forjado?

Considera la opción de publicar contenido valioso. Es decir, algo que interese e intrigue a tus seguidores y amigos. Instagramea una foto preciosa en lugar de publicar otra imagen de un gatito o una fotografía horrenda de tu compañera de piso. Pega el link de un artículo interesante en lugar de escribir qué has tomado para desayunar (¡a menos que el desayuno fuera una obra de arte!). Celebra los logros de tus amigos en vez de hablar siempre de ti.

Y recuerda: nunca es tarde para rehacer tu imagen. Empieza hoy. No hace falta que elimines tus cuentas y empieces de cero. Eso es drástico, aunque si así lo quieres, adelante. Quizá baste con hacer un poco de limpieza. Borra algunas fotos o comentarios cuestionables. Es posible que la gente tarde un tiempo en aceptar tu nuevo «yo», pero al final acabarán por hacerlo.

SÍES Y NOES DE LA IMAGEN PERSONAL

Publica un contenido que mejore tu reputación, no que la eche por tierra.

Piensa antes de publicar algo. Pregúntate: «¿Qué imagen doy con este *post*?»

Sé consciente de que todo lo que publicas influye en cómo te ve la gente.

No seas una persona en la vida real y otra distinta en la digital. Solo conseguirás confundir a la gente.

¿ES HORA DE UNA DESINTOXICACIÓN?

Si es la primera vez que oyes este término, deja que te lo explique. Una desintoxicación digital consiste en distanciarse de todas las redes sociales y tecnologías relacionadas para dar un merecido descanso a tu cerebro y a tu psique. Piénsalo. Estamos pendientes del móvil todo el día. Estar conectados 24 horas al día, 7 días a la semana, no es sano. A veces necesitamos unas pequeñas vacaciones del mundo virtual. Cuando llevas un tiempo comiendo a deshoras y sin control, te propones hacer dieta. Después de un periodo de no mover el culo, la mayoría de nosotros se pone las pilas. Pues esto es lo mismo.

Yo hago una desintoxicación digital al menos cuatro veces al mes porque necesito desconectar. Dejo de lado la obligación de actualizar mis redes sociales para refrescar el cerebro. Es un descanso mental necesario, y lo cierto es que después me siento mucho más tranquila. Suele durar un par de días y, en general, coincide con el fin de semana.

Creo que la gente no se percata de lo ruidoso que el mundo digital puede llegar a ser. Cuando estás rodeada de calma, sin aparatos electrónicos, tienes la oportunidad de conectar con tu yo interior. En ese momento no dejas que el móvil influya sobre lo que haces o dejas de hacer. Adiós a las

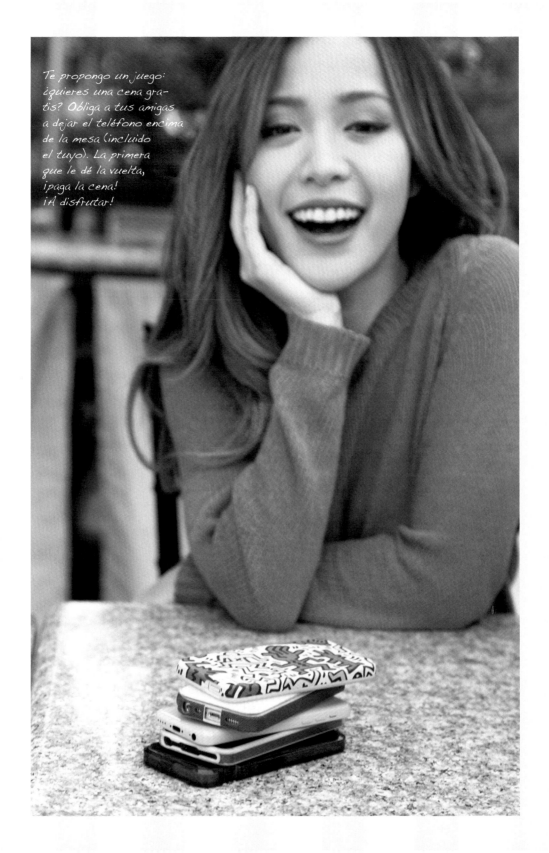

Te propongo un juego:
¿quieres una cena gra-
tis? Obliga a tus amigas
a dejar el teléfono encima
de la mesa (incluido
el tuyo). La primera
que le dé la vuelta,
¡paga la cena!
¡A disfrutar!

notificaciones que obligan a dejar de hacer lo que tienes entre manos para comprobar el último mensaje, e-mail o comentario.

¿Puedes tener el teléfono apagado durante todo un día? ¿La idea te aterra? ¿La mera idea de guardar el móvil en un cajón varias horas o dejar el portátil una tarde en casa te provoca vómitos? Bien, ¡eres una candidata perfecta!

Soy consciente de que muchas de vosotras tenéis trabajos que exigen conexión a Internet, así que la idea de la desintoxicación digital cuesta de entender. Quizá tengas tu negocio en Etsy, o puede que seas *community manager* para una marca de moda, o a lo mejor tienes clientes que esperan que estés disponible las 24 horas. ¿Cómo puedes desconectar virtualmente si tu sustento depende de Internet? Una desintoxicación digital no consiste en desesperarse durante largos periodos de tiempo (¡aunque puedes hacerlo si quieres!). Deben ser periodos muy cortos. Es una forma de centrarte en ti misma.

Existen aplicaciones que te permiten programar una publicación de antemano. Así que si pones un nuevo producto a la venta, o cuelgas un vídeo nuevo, o un post en el blog, pero quieres tomarte un día libre virtual, prográmalo y deja que la aplicación se encargue de actualizar tu tienda o red social.

Y bien, ¿por dónde empezar? Un buen momento es durante las comidas. ¿El móvil es tu invitado más frecuente? Cámbialo. Cuando comas, ya sea sola o acompañada, silencia el teléfono y guárdalo. ¡Durante toda la comida! Nada de Foursquare, ni vistazos al correo electrónico entre platos, ni fotografías de los tacos mexicanos para publicarlas en Instagram. Si tus amigas comprueban el teléfono, de acuerdo. Es tu ayuno, no el suyo. Quizá te guste comer delante del ordenador; mucha gente que trabaja en una oficina comete ese error. ¿Por qué no comes fuera? ¿O apagas el ordenador y escuchas algo de música mientas disfrutas de tu bocadillo? Si eres de las que cena en casa delante del ordenador, apágalo y punto. Una vez más, pon algo de música, o come delante de la ventana. ¡No hagas trampas y no cenes delante del televisor!

Sé que no es tarea fácil, sobre todo porque nos hemos acostumbrado a hacer varias cosas al mismo tiempo. Si formas parte de esta generación digi-

MARCA EL LÍMITE PRONTO

Asegúrate de diferenciar muy bien tu vida personal de la laboral. Si eres una emprendedora y trabajas para ti es complicado, lo sé por experiencia. Me declaro culpable del delito. También cuesta mucho si tu jefe, o tu trabajo, es muy exigente. Pero necesitas distancia y límites; de lo contrario, tu existencia se tornará insana. Si contestas e-mails de trabajo después de tu jornada y en tus días libres, tu jefe y demás personal de la empresa empezarán a considerarlo normal. En cambio, si no lo haces, no esperarán que lo hagas. Si no eres capaz de establecer estos límites, busca desintoxicaciones digitales ya planeadas. Te serán de gran ayuda.

tal, podría decirse que el móvil es casi una extensión de tu mano. Date un poco de tiempo. Enseguida verás que tu mente piensa con más claridad y desearás que estos descansos digitales lleguen.

Si lo prefieres, alarga la desintoxicación. Inaugura los domingos sin Internet, o los lunes, o cualquier día de la semana. Es muy ambicioso, pero inténtalo. Quizá tengas que programar varios periodos de desconexión al día en los que te prohíbas consultar Internet. Si pretendes estar ilocalizable durante varias horas, no preocupes a nadie. Puedes avanzarte y avisar a tu familia y amigos, colgar una nota en tu perfil de Facebook o incluir una respuesta automática en el correo: «Hola a todos. Estoy en plena desintoxicación digital. No responderé hasta mañana». Lo más probable es que sirvas de inspiración para tus amigos.

> ### NEGATIVIDAD VIRTUAL
> Es fácil adoptar este tipo de comportamiento. Me refiero a comentarios anónimos y negativos. Muchos se esconden tras la capa de invisibilidad que ofrece Internet, pero mi consejo es que tomes el camino fácil. Que puedas decir algo negativo de alguien no significa que debas hacerlo. Internet puede ser un infierno cuando los comentarios son ofensivos pero también puede ser un refugio de apoyo y felicidad. Te sorprendería saber hasta qué punto puedes influenciar a otras personas si adoptas una personalidad virtual fuerte y positiva.

Hace ya unos años me tomé unos días de vacaciones y viajé hasta Tailandia. Fue entonces cuando realicé mi mayor desintoxicación digital. Durante dos semanas tan solo me conecté dos veces, y solo para saludar a mi familia, enviar un puñado de fotografías y asegurarles de que seguía sana y salva. ¡Eso fue todo! No puedo expresar con palabras lo bien que me sentí. Me embargó una sensación de libertad que hacía mucho, mucho tiempo que no sentía. Internet siempre está «abierto» y en constante evolución. Mi trabajo, por otro lado, me obliga a estar siempre actualizando y creando contenidos. Debo admitir que esas exigencias digitales pueden ser agotadoras. Si no te tomas un descanso de vez en cuando, afectan a tu salud mental y física, además de a tu creatividad.

No eres un robot. Si no desconectas de vez en cuando, acabarás sufriendo un cortocircuito. Y no quiero que te pase eso.

SÍES Y NOES DE LA DESINTOXICACIÓN VIRTUAL

Empieza por algo fácil. Es como correr una maratón: debes entrenar antes de correr muchos kilómetros.

Guarda el teléfono y apaga el ordenador. ¡Puedes hacerlo!

Elige la ocasión idónea. Si tienes un proyecto entre manos o tus amigas vienen a verte, quizá no sea el mejor momento para una desintoxicación virtual.

Avisa a tu familia y amigos más cercanos. De lo contrario, se preocuparán porque no pueden localizarte.

Disfruta del silencio. Aprovecha esas horas para revitalizarte. Tu cerebro te lo agradecerá.

No te castigues si no eres capaz de dejar de lado tus aparatos electrónicos. Hoy en día, el móvil y el ordenador forman parte de nuestra vida. Empieza con descansos muy cortos, quizá de cinco minutos, y después ya aumentarás ese tiempo.

¿CÓMO HACER MIS PROPIOS VÍDEOS?

Es la pregunta que más veces me han hecho. La respuesta siempre es la misma: depende del vídeo. He grabado desde vídeos profesionales en París, con presupuesto elevado, personal cualificado y varias cámaras, hasta vídeos sencillos editados en mi ordenador. De hecho, el primero que colgué en la Red lo grabé con la webcam de mi portátil y lo edité con iMovie, el programa que venía instalado en mi MacBook Pro.

Hoy en día utilizo tres programas de edición de vídeo. Cuando el proyecto es sencillo o necesito editarlo rápido, opto por iMovie. Si quiero más control y darle un toque de vidilla, me decanto por Final Cut Pro X, que es como el iMovie pero con esteroides. Y si pretendo trabajar con otras personas para que me ayuden a editar el vídeo, uso Adobe Premiere porque así es más fácil compartir y transferir proyectos de vídeo.

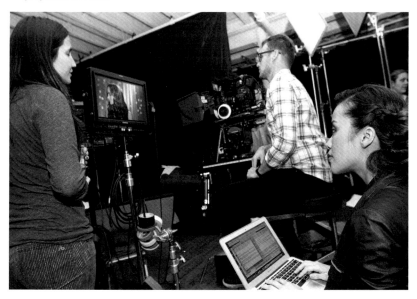

CÓMO SER UNA EXPERTA DIGITAL GRATIS

Cuando la gente quiere editar sus propios vídeos, tomar mejores fotografías o aprender sobre el uso de Internet, me suele preguntar a qué cursos deberían asistir. Lo cierto es que no se necesitan clases. Si tienes dinero ahorrado, adelante. Pero hoy en día es muy fácil ser autodidacta en lo que al uso de programas y otras tecnologías se refiere. ¿Cómo lo sé? Porque yo aprendí así.

Los programas informáticos modernos están diseñados para el uso fácil. En general, si colocas la flechita del cursor sobre una herramienta o un icono, aparece una explicación. Además, hay multitud de artículos online y vídeos en Youtube con trucos, pistas y consejos. Solo debes entrar en Google para encontrarlos. ¿Y lo mejor de todo? ¡Son gratis!

Los programas de ordenador son caros, así que no inviertas más dinero para aprender a dominarlos. Si has comprado un programa o venía incluido en el ordenador, ábrelo y juega durante un día. Es como aprender a conducir. Puedes adquirir ciertos conocimientos mientras estás en el asiento del copiloto, pero si te plantan delante de una calle o aparcamiento vacíos, ten por seguro que aprenderás más rápido. Creo que uno asimila mejor los conocimientos cuando experimenta con ellos.

Una vez has explorado el programa, entra en YouTube y ojea varios tutoriales. En mi caso, tecleé «cómo usar iMovie» y obtuve más de 700.000 resultados. Existen muchísimos tutoriales para cada programa y, además, están organizados por niveles: iniciación, intermedio y avanzado.

FOTOGRAFÍAS TUYAS, ¡Y TAMBIÉN VÍDEOS!

Aunque una de mis pasiones sea la tecnología, reconozco que tener las fotografías en papel tiene algo de romántico. Me gusta imprimir mis recuerdos favoritos porque ya se sabe que los ordenadores se mueren y los discos duros se formatean. Además, una foto puede ser un buen regalo. Mucha gente ha dejado de imprimir o revelar fotografías, y por eso a tus amigos y familiares les conmoverá un regalo así.

Por otro lado, si tienes fotos familiares antiguas, ¿por qué no las escaneas? Así las tendrás para siempre. No envejecerán, ni perderán color como las originales. Ya no temerás que alguien te las robe o las queme. Lo mismo ocurre con los vídeos de familia. Hace poco mi madre encontró una cinta VHS de una obra de teatro mía en la guardería. Nos recorrimos media ciudad buscando un reproductor de VHS. Por fin encontramos uno en una tienda de electrónica, pero nos costó 400 dólares. La cinta era graciosa, pero gastamos demasiado dinero para poder verla. Descubrí una tienda que transformaba VHS a DVD, así que llevé todas las cintas que teníamos. No te quedes atrás con la tecnología, o un día te levantarás y te darás cuenta de que no puedes acceder a tus recuerdos más valiosos porque la tecnología te ha pasado por delante.

SÍES Y NOES DE UNA EXPERTA DIGITAL

No te conviertas en un dinosaurio digital. Asegúrate de entender los programas y tareas básicas (crear un documento, editar una fotografía, hacer una hoja de cálculo, etc.) o quedarás rezagada en el trabajo o en las clases.

No tengas miedo a la tecnología. Algunos programas parecen complicados, pero la mayoría están diseñados para un aprendizaje fácil y sencillo.

Experimenta. No aprenderás si no juegas un poco con la tecnología. En cierto modo es como el maquillaje: puedes experimentar todo lo que quieras. Nadie será testigo de tu proceso de aprendizaje, ¡excepto tú!

Busca en YouTube tutoriales gratis. ¿Para qué pagar clases cuando hay tantos en Internet?

MIS MUST TECNOLÓGICOS

Me encanta estar a la moda, como a todos, pero no necesitas comprar todos los cachivaches tecnológicos para ser creativa. Estos son mis básicos, sin los que no puedo vivir:

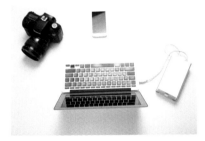

- Mi portátil
- Mi teléfono
- Mi cámara

Puedo conseguir todo lo que me proponga con estas tres cosas.

LABORES DIGITALES

Momento de confesarme: mi escritorio es una leonera. Soy una desordenada en términos digitales. Sé que debería ser más organizada y dedicar más tiempo a poner orden. Intento mejorar ese mal hábito y me enorgullece poder afirmar que estoy progresando.

No es muy distinto de ordenar la habitación o el despacho. Si todo está sucio y desorganizado, no serás capaz de encontrar nada. ¿Dónde está esa revista que juras haber guardado? ¡Quién sabe! Lo mismo ocurre con la foto que descargaste de aquella página web hace unos meses. Y bien, ¿dónde está? ¿Está en otra carpeta con fotografías descargadas? ¿O la guardaste en iPhoto? ¿O la moviste a una carpeta sin título? Hmm...

Quiero que me prometas que vas a mejorar ese hábito. Es como todo: si te acostumbras a hacer algo regularmente, se convierte en una costumbre, como desmaquillarte antes de meterte en la cama o lavar los platos.

Cuando dedico algo de tiempo a organizar el escritorio, me siento mucho mejor. La gente suele decir: «Escritorio abarrotado, mente abarrotada», y eso puede trasladarse a escritorios digitales. Suelo obligarme a limpiar el escritorio una vez al mes. Creo carpetas nuevas y arrastro fotografías, música y documentos para guardarlos. Me siento orgullosa cuando acabo y el ordenador funciona mejor. De hecho, es casi terapéutico. Creo que el fin de semana es el momento ideal para hacerlo y así empezar la semana con el ordenador limpio.

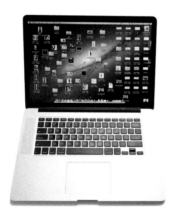 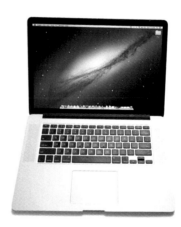

Siempre guardo una copia de todo en un disco duro. ¿Y tú? Si es así, genial. Si no, ¿qué harías si te robaran el ordenador? ¡A mí me pasó! Me robaron el portátil del maletero después de aparcar el coche. Cuando vi que había desaparecido, se me encogió el corazón. No había guardado copia de nada, así que perdí un montón de fotos y vídeos. Aprendí la lección. ¿Y si, de golpe y porrazo, se te estropea y tienes que formatearlo? ¿Cómo recuperarías todas las fotos, canciones, vídeos y documentos? Hoy en día puedes comprar un disco duro portátil por menos de 80 euros y guardar una copia de todo. Es un proceso muy sencillo al que no debes tenerle miedo. He llenado varios discos a lo largo de los años con todo tipo de material y los he clasificado con etiquetas para saber dónde está cada cosa.

SÍES Y NOES DE LAS LABORES DIGITALES

Dedica algo de tiempo a limpiar tu escritorio. Un escritorio desorganizado ralentiza tu cerebro, ¡y tu ordenador!

Mantén tu hardware limpio. ¿Cuándo fue la última vez que pasaste un trapo por la pantalla y el teclado? Apaga el ordenador y límpialo.

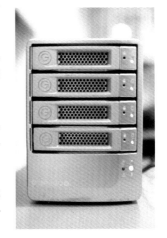

Acostúmbrate a guardar las fotografías, documentos, música, vídeos y demás material digital en el lugar que le corresponde.

No te castigues si eres un desastre digital. ¡Tus recuerdos son importantes! Así que organízalos.

Invierte en un disco duro externo y haz copia de todo. Lo agradecerás si tu ordenador muere, o te lo roban.

Convierte fotos y vídeos de familia a formatos actuales. Así los preservarás para generaciones futuras, y eso es muy especial.

REALIDAD VIRTUAL

La tecnología es algo mágico, maravilloso. Si se usa correctamente, puede cambiarte la vida. A mí me la cambió. Pero jamás dejes que la tecnología gobierne tu vida. La vida no se basa en una pantalla de ordenador, sino en tener experiencias, en crear cosas, en salir y ver el mundo. De vez en cuando, desconecta y vive la realidad que te rodea.

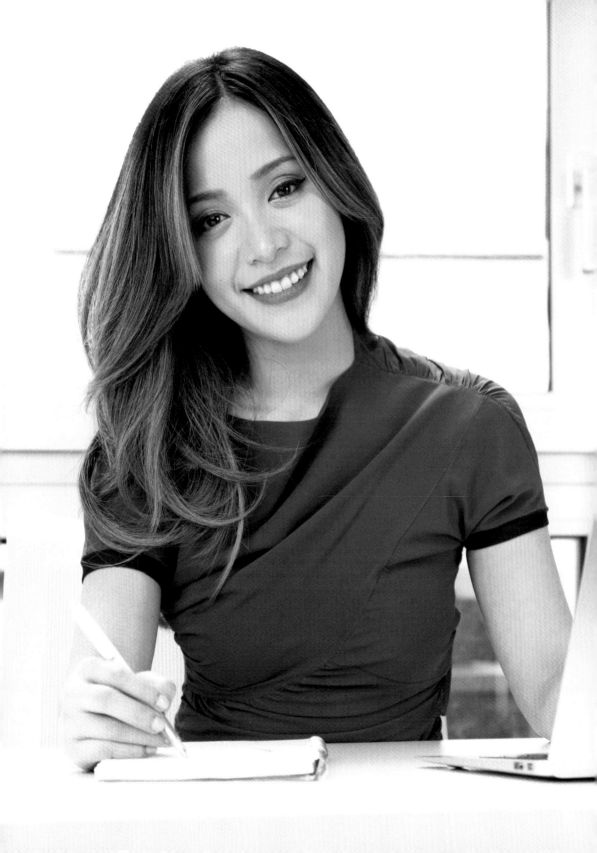

ENCONTRAR (Y MANTENER) UN TRABAJO QUE TE APASIONE

No me gusta hacer suposiciones sobre nada, ni sobre nadie. Pero supongo que:

Trabajas

O

Quieres trabajar

O

Un día necesitarás trabajar

Si no te sientes identificada con ninguna de las situaciones anteriores, ¿quién eres? ¡Invítame a tu isla desierta! Ahora, hablando en serio: en este capítulo abordaré el tema laboral. Cómo encontrar un trabajo, cómo mantenerlo y cómo sobresalir. Aprenderemos a redactar un currículum, a comunicarnos con jefes actuales y futuros y mucho más. Dependiendo de tu situación vital y/o profesional, quizá quieras saltarte este capítulo. Pero recuerda que pasarás muchas horas a lo largo de tu vida en el trabajo, y por eso es bueno meditar muy bien qué camino profesional escoger. Mucha gente trabaja sin motivación, pero lo cierto es que es posible encontrar un empleo que refleje tu personalidad, tu creatividad o lo que te importa en la vida. Las personas que aman su trabajo son las más afortunadas del mundo.

Es evidente que no soy una *coach* profesional, así que la siguiente información se basa en una combinación de mi experiencia y de las cosas que he aprendido de gente maravillosa con quien he colaborado en estos años. He mantenido infinidad de conversaciones laborales, sobre qué se entiende por un empleado listo y valioso, así que espero que aproveches algo de lo que compartieron conmigo. ¡Todos podemos aprender mucho de este capítulo!

¿A QUÉ QUIERES DEDICARTE?

¿Esta pregunta te vuelve loca? Empezó cuando no eras más que una niña con la clásica: «¿Qué quieres ser de mayor?». Cuando tienes cinco años y respondes «Quiero ser astronauta» todo el mundo sonríe, pero cuando has crecido y no tienes la menor idea de qué quieres hacer, lo cierto es que se vuelve frustrante. No saber tu vocación es estresante, pero no estás sola. Hay muchos en tu misma situación.

Siempre quise ser artista. Empecé a dibujar en las paredes blancas de mi casa y ese deseo de pintar y crear siempre me ha acompañado. Mi madre, sin embargo, tenía otros planes para mí. Quería que trabajara en el sector médico, así que decidí estudiar un ciclo de grado superior para ser toda una experta en huesos, reanimación cardiopulmonar, etcétera. ¡Apuesto a que no sabías eso sobre mí! Lo cierto es que aprendí muchas cosas útiles, y por eso no me arrepiento de haberlas estudiado. Pero en el fondo sabía que esa no era mi pasión.

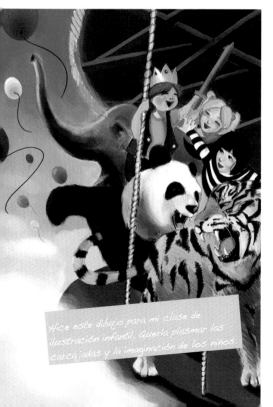

Hice este dibujo para mi clase de ilustración infantil. Quería plasmar las carcajadas y la imaginación de los niños.

En el último semestre nos obligaron a escoger la profesión que pretendíamos ejercer y seguir a alguien que llevara a cabo ese trabajo. No sé por qué escogí técnico de rayos X, así que me convertí en la sombra de un radiólogo de un hospital local durante dos semanas. Carreteábamos una máquina de rayos X portátil de un lado a otro del hospital para tomar radiografías, igual que en la televisión (con la diferencia que aquello era la vida real). Como es de suponer, el hospital estaba lleno de gente enferma con historias horribles que prefiero olvidar. Me traumaticé, ¡y eso que era la única sin un trauma!

No tardé en darme cuenta de que no podía pasarme el resto de mi vida haciendo eso. No tenía la pasión y fuerza necesarias para trabajar en ese sector, ni la capacidad de gestionar el estrés mental. Soy demasiado emocional. Es absurdo que un técnico en radiología, o un médico, o una enfermera, se eche a llorar cada dos por tres.

Podría haberme obligado a trabajar en lo que mi madre quería a cambio de un sueldo estable y bueno, pero nunca habría sido feliz. Algunos miembros de mi familia, incluida mi madre, no tienen un trabajo que les reporte felicidad. Les he visto sufrir por ello. Y por eso un día me dije: «No quiero ser así. Prefiero ser feliz, aunque no gane mucho dinero». Y fue entonces, a los diecisiete años, cuando caí en la cuenta de que tenía que cambiar de rumbo. Estaba decidida a ser artista. Decepcioné a mi madre, lo que me rompió el corazón, pero sabía que, con el tiempo, acabaría por entenderlo.

Tener un trabajo, echarle muchas horas y anteponerlo a cosas personales es admirable. Pero también te mereces destapar esos talentos ocultos o una pasión que puede convertirse en profesión. Si ya conoces tu pasión, ¡enhorabuena! Puedes saltarte las siguientes páginas. Si no, sigue leyendo…

A ver, ¿qué se te da bien? No vale responder un mísero «nada». Todo el mundo es bueno en algo, pero no siempre lo sabe. Debes encontrar ese talento. Pregúntaselo a tus amigos, a un miembro de tu familia, a un profesor. A veces, nuestro entorno ve cosas que nosotros pasamos por alto.

Si de veras crees que no se te da bien nada, deja que te haga algunas preguntas:

- ¿Qué te gusta hacer?
- ¿Tienes una afición o una actividad que harías todo el tiempo?
- ¿Hay algo que te apasione? ¿Un programa de televisión, un deporte, un libro, un juego de ordenador, una marca de moda?

Cualquier cosa puede llegar a ser una profesión. ¿Cómo? La respuesta quizá no sea evidente y, sin lugar a dudas, implicará muchísimas búsquedas en Google, pero no pasa nada. Juntas lo conseguiremos. El día en que decidí escuchar al corazón y ser artista sabía que estaba a punto de emprender un camino lleno de baches. ¿Alguna vez has oído la expresión «artista muerto de hambre»? Tiene una explicación. ¡Ser artista y ganarse bien la vida no es fácil! Calculé cuánto dinero necesitaría para pagar el alquiler, llenar la nevera, comprar material de pintura, estar al día en las facturas y tener algo más para invertirlo en diversión. Empecé a buscar qué trabajos en el sector de las bellas artes cubrían esas necesidades económicas. Hay muchas páginas web que ofrecen información salarial, como CareerPath.com o LinkedIn.com. La búsqueda me llevó a la ilustración, animación por ordenador y diseño gráfico. Así que decidí orientar mi carrera profesional hacia esos ámbitos.

Digamos que te encanta la televisión, o el cine. No exagero cuando digo que hay miles de opciones profesionales relacionadas con estos sectores, desde operador de cámara hasta guionista, pasando por representante de actores y actrices, asistente de dirección o diseñador de decorados. La próxima vez que veas un programa de televisión o una película, fíjate bien en los créditos del final. Cada línea representa un trabajo distinto.

Lo mismo ocurre con los deportes. Hay atletas, entrenadores, médicos deportivos, terapeutas físicos, periodistas y bloggers deportivos, directores de estadios, productores de márketing y un largo etcétera. Esto se puede trasladar al mundo de la tecnología. O al de la moda.

Si rascas un poco la superficie asomarán muchas profesiones distintas, créeme. En caso de no saber cómo encontrar un trabajo en particular, busca a alguien que lo desempeñe y pregúntale cómo llegó hasta ahí. Quizás haya un artículo sobre esa persona en Internet. Puede que esté en Twitter, o en Facebook. Si es así, envíale un mensaje para averiguar cómo fueron sus inicios. Solo le estás pidiendo consejo. Te sorprendería saber cuánta gente está dispuesta a dedicarte cinco minutos para contarte su carrera profesional. Contactar con un completo desconocido te exige salir de tu zona de confort y dejar tu timidez a un lado, sobre todo si eres introvertida por naturaleza. ¡Pero hazlo! En general, cuando lanzas algo al universo, obtienes una respuesta.

LA ENTREVISTA INFORMATIVA

¿Has oído hablar de ella? Una entrevista informativa te puede ser de gran utilidad para decidir qué hacer con tu vida y qué camino profesional tomar. No es una entrevista de trabajo: es una reunión que tú conciertas con alguien para aprender más sobre su trabajo o carrera profesional, para averiguar cómo consiguió llegar donde está. Puedes pedirle a un conocido una entrevista informativa, o incluso a alguien que no conoces pero admiras. No siempre accederán. No les culpes, sobre todo si no te conocen. Pero conozco a grandes ejecutivos dispuestos a dedicar parte de su tiempo a entrevistas informativas porque, para ellos, son una forma de retribución.

Puedes realizar entrevistas informativas en cualquier punto de tu vida o carrera; antes de conseguir un trabajo, mientras estudias en la universidad o cuando te planteas un cambio profesional.

¿Cómo conseguir una entrevista informativa? Envía una carta o correo electrónico formal. Si el destinatario acepta, haz los deberes antes de acudir a la entrevista. Investiga un poco sobre esa persona y prepárate varias preguntas inteligentes. No alargues la reunión más de cuarenta y cinco minutos. Explícale en qué punto de tu carrera estás y por qué quieres aprender más sobre él o ella. Toma nota, si lo consideras necesario. Recuerda que no es el momento de pedir trabajo, pero puedes preguntarle cómo logró el suyo. No te marches sin preguntar si tiene alguna última recomendación.

¡No te olvides de enviarle a tu entrevistador una nota de agradecimiento!

CÓMO ENCONTRAR EL PRIMER EMPLEO

De acuerdo: necesitas trabajar, pero nunca lo has hecho. ¿Por dónde empiezas? La búsqueda de empleo puede llegar a ser desmoralizante, sobre todo cuando partes de cero.

Recuerdo el día en que solicité trabajo en el mostrador de Lancôme. (¿Te acuerdas del primer capítulo? Bueno, quizá no sea muy estimulante porque no conseguí el trabajo). Crucé los grandes almacenes temblando y me asustaba que alguien que jamás había visto me hiciera una entrevista.

Nunca había redactado un currículum y no tenía la experiencia que precisaban. Por si fuera poco, nadie me llamó para informarme de que no había conseguido el empleo. Fue una decepción. Meses después, empecé a trabajar de camarera.

¿Qué podría haber hecho distinto? En realidad, nada. Sencillamente no era la persona adecuada para el puesto. Mi única experiencia era de recepcionista en un restaurante, así que tal vez debería haberme centrado en empleos de restaurante o servicios de comida. A veces no está mal soñar con alcanzar las estrellas; quién sabe, quizá puedas agarrarte a una. Y si no, al menos nadie podrá reprocharte que no lo intentaste. Cuántas más entrevistas hagas, mejor. Al final apenas te pondrás nerviosa y sabrás qué esperar.

Aquí tienes algunos consejos para conseguir ese ansiado primer empleo:

- Consulta Internet: abre tu buscador favorito y teclea la palabra «trabajo» seguida de tu pueblo o ciudad más cercana. Empieza a abrir páginas y tantea el terreno.

- Utiliza las redes sociales: entra en tu página de Twitter o Facebook y grita a los cuatro vientos que estás buscando trabajo. Pero dilo con seriedad, no en broma. Nunca sabes quién puede responderte con consejos, sugerencias o incluso un empleo. Si mantienes una relación cordial con tu tutor o decano de la facultad, o con cualquier profesor, explícales que quieres encontrar trabajo. Díselo a tus amigos, a los padres de tus amigos y a tus vecinos. Nunca se sabe. El boca a boca siempre ha funcionado.

- Busca a la vieja usanza: trata de encontrar un empleo de la forma tradicional. Da una vuelta por las tiendas de tu barrio y comprueba si tienen algún cartel en los escaparates. Entra y pide información, o incluso pide hablar con el jefe. Debes estar presentable y ser educada. Algunos lugares, como los centros comerciales, no cuelgan las ofertas de trabajo en el escaparate. No temas preguntar por el jefe y averiguar si habrá nuevas contrataciones. Si se trata de una cadena, quizá te pidan que rellenes un formulario, aunque en ese momento no haya ningún empleo disponible. Rellénalo de todas formas (y haz buena letra); no tienes nada que perder. Puede que alguien dimita o reciba un ascenso mañana mismo. En ese caso, ¡buscarán a alguien! Asegúrate de tener la información pertinente siempre contigo, como tu número de la Seguridad Social y el nombre y teléfono de referencia, por si te los piden.

• Mira qué opciones tienes: cuando empiezas a buscar trabajo y no tienes experiencia, no puedes ser quisquillosa. Quizá debas rebajar tus expectativas laborales. Echa un vistazo a los trabajos disponibles y mira cuáles son los requisitos. Fíjate en especial en los anuncios que no piden experiencia. De lo contrario, sigue buscando.

• Da el paso y solicita el trabajo: si lo haces en persona, sé educada. Y cuida tu vestimenta. Ten en cuenta el entorno y viste de acuerdo con él. Ejercer de contable es muy distinto a trabajar para una estrella del rock, así que cuando te plantes delante del armario y sopeses las opciones, tenlo en cuenta.

> ¿QUÉ SON REFERENCIAS?
>
> Referencias son cartas escritas por personas que te conocen. Puede ser tu último jefe, un profesor o un amigo que trabaja en la misma empresa que está a punto de contratarte. En la mayoría de los trabajos piden referencias, así que cúrate en salud y busca a alguien que pueda decir cosas positivas sobre ti. Nunca proporciones el nombre o la información de contacto de alguien sin pedirle permiso antes. Pregúntale si le importa dar buenas referencias sobre ti. Bajo ningún concepto se lo pidas al jefe que te despidió o al profesor que te tenía entre ceja y ceja.

Si debes rellenar un formulario, utiliza una caligrafía comprensible y comprueba dos veces lo que has escrito. Imagina que anotas mal tu número de teléfono, o tu dirección de correo electrónico, o que tu posible jefe no sea capaz de leer lo que has escrito. Quizás eso explique por qué no te llamaron nunca. Y asegúrate de revisarlo antes de entregarlo. Y con revisar me refiero a comprobar los errores de gramática, puntuación y ortografía. Si la redacción no es tu fuerte, intenta leer lo que has escrito en voz alta. A veces ayuda. (Si necesitas revisar un documento que has redactado en Word, o en otro programa, utiliza la herramienta de corrección de gramática y ortografía.) También puedes pedirle a algún amigo o compañero que lo revise. Cuatro ojos siempre ven más que dos.

Si la empresa no ofrece ese formulario, tendrás que enviar un e-mail. Sé breve y ve al grano. Explica por encima quién eres, por qué quieres el empleo y cómo pueden contactar contigo. Debe semejarse a una carta, y no a un mensaje de texto.

Si sabes cómo se llama la persona a quien envías la carta, utiliza su nombre. Si no, utiliza el clásico «A quien corresponda». Cada situación será distinta, pero aquí tienes un par de ejemplos:

A quien corresponda:

Le escribo para solicitar el empleo de friegaplatos en Corner Café. Estoy en último año de instituto en el Thomas Jefferson High School y participo en el club de arte. Mi familia se mudó de Seattle el año pasado. Soy una persona muy trabajadora y me gustaría entrar a formar parte del personal de su restaurante. Me puede encontrar en el número 555-321-1234 o en este correo electrónico. Gracias de antemano.

Atentamente,
Tom Smith

Estimada Sra. Jones,

Me gustaría solicitar el empleo de recepcionista en el New Wave Salon. Soy estudiante universitaria a tiempo parcial. Me encanta el ambiente acelerado de las peluquerías y soy capaz de realizar varias tareas al mismo tiempo. Me puede localizar en el número 555-321-1234 o en este correo electrónico. Gracias de antemano.

Atentamente,
Jane Wu

Antes de enviarlo, lee el correo varias veces y recuerda utilizar la herramienta de corrección de gramática y ortografía. Si no sabes cómo revisar un texto, pídele a un amigo que lo haga por ti.

· Utiliza el sentido común: cuidado con los trabajos que parecen muy buenos. ¡Quizá lo son! Pero hay multitud de timos y estafas (empleos relacionados con el telemárketing que prometen sueldos altísimos pero sin mencionar que trabajas a comisión, es decir que solo cobras cuando vendes algo). Quizá te topes con trabajos que comprometan tus ideales o principios. Tal vez te obliguen a usar tácticas de venta muy duras, o a vender productos a gente que no los necesita, o incluso a hacer algo ilegal o poco ético. Yo siempre digo:

Confía en tus instintos

Confía en tu sexto sentido

Confía en ti misma

Si algo te da mala espina, déjalo marchar. Pasa página. Ya aparecerá algo mejor.

¿NECESITAS EXPERIENCIA? QUIZÁ YA LA TENGAS

Cuando no se tiene experiencia laboral puede resultar muy difícil encontrar trabajo. Ese fue el motivo por el que no conseguí el empleo en Lancôme. La mujer que me entrevistó incluso lo comentó: «Qué lástima que no tengas experiencia». Le aseguré que podía realizar el trabajo, pero no bastó.

Puedes conseguir un trabajo sin experiencia, pero ¿cómo adquirirla sin un trabajo?

Bien, echemos un vistazo a tu rutina diaria. ¿Haces algo de lo que aparece a continuación?

Cuidar a tus hermanos
Poner lavadoras
Arreglar el jardín
Acompañar a tu abuela al médico
Practicar algún deporte
Entrenar un equipo
Pertenecer a algún club u organización
Actualizar redes sociales
Escribir
Tomar fotografías
Abrir páginas web
Editar vídeos

No te subestimes. Quizá tengas experiencia laboral y no lo sepas. Todas estas actividades, en especial la participación en clubes, pueden servir como experiencia profesional.

Si no realizas ninguna de las tareas anteriores, puede que sea un buen momento para apuntarte a algún club u organización escolar de tu vecindario. ¡No pierdas ni un minuto! Es una buena forma de adquirir experiencia sin estar trabajando. Dirigir el equipo de baloncesto de la universidad, colaborar con el periódico escolar, ocuparte del sonido de una obra de teatro del barrio, redactar el boletín semanal de la iglesia... Todo esto se considera experiencia. Quizá no consigas un sueldo a final de mes, pero aprenderás y desarrollarás habilidades que podrás mencionar a tu futuro jefe, como contabilidad, gestión del tiempo, trabajar en equipo o resolución de problemas. Estas actividades también demuestran que eres una persona responsable.

¿Y EL VOLUNTARIADO?

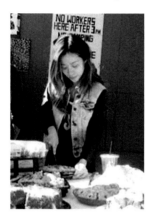

El voluntariado es un modo excelente de adquirir experiencia cuando no se encuentra trabajo. Recuerda que los voluntarios trabajan gratis y que lo hacen porque les importa la organización o la causa. No te ofrezcas voluntaria si no crees en el proyecto. No sería justo para la organización. Pero si tienes tiempo y quieres ayudar, el voluntariado es algo de lo que jamás te arrepentirás. Puede que cambies la vida de alguien, y no hay nada más gratificante que eso.

¿Por dónde empezar? Piensa en una causa que te importe y tantea las oportunidades de voluntariado que ofrece tu comunidad. Te sorprenderás al ver el abanico de opciones. Puedes regalar tu tiempo a un centro de rescate de animales, a un comedor social, a un programa de clases de refuerzo, etcétera.

PRÁCTICAS PROFESIONALES

¿Por dónde empezamos? Hoy en día, las prácticas son muy importantes. Sabes en qué consisten, ¿verdad? Básicamente se traducen en trabajar para una empresa para adquirir experiencia. Podría compararse con un aprendiz de hace siglos. Es posible que no recibas un euro, que te paguen el salario mínimo interprofesional o que lo intercambien con créditos universitarios. El objetivo es que obtengas formación laboral, que descubras los intríngulis de una profesión, que aprendas de la gente que trabaja contigo y que salgas de ahí con una oferta de empleo bajo el brazo o con buenas referencias.

Las prácticas son duras, ya que todo el mundo quiere conseguir las mejores e incluirlas en su currículum. Si eres de las que estás estudiando y te niegas a hacer unas prácticas, ¡replantéatelo! Podría ayudarte cuando acabes los estudios y busques un trabajo «real». Hoy en día la competitividad se huele en el ambiente, y a veces no basta con presumir de una buena formación académica: también se necesitan unas buenas prácticas, y a veces incluso dos o tres.

Deberías trazar un plan para conseguir unas prácticas. La mayoría están destinadas a estudiantes universitarios o recién licenciados, así que lo preferible es realizarlas en ese periodo de tu vida. Y recuerda que muchas prácticas de renombre exigen que las solicites con meses de antelación, así que no esperes al último minuto. No es imposible conseguirlas si estás en el instituto o si pretendes cambiar de carrera, pero será más difícil.

Y bien, ¿por dónde empezar? ¿Enviando el currículum a *InStyle*, Instagram o H&M? Puede que sí o puede que no. La gente se mata por conseguir unas prácticas en una gran empresa. Deberías solicitar prácticas del mismo modo en que solicitaste la universidad:

- ¿En qué quieres especializarte? Escoge un campo en el que te gustaría trabajar. Si estás estudiando medicina, te resultará muy difícil encontrar unas prácticas en televisión, a menos que pretendas convertirte en un médico que participa en debates televisivos. A un estudiante de zoología le costará una barbaridad encontrar unas prácticas en una empresa de moda. Sé realista. O plantéate si la especialidad que has escogido te interesa de verdad.

- ¿Qué puedes permitirte? ¿Vives en un pueblo pequeño sin muchos recursos? ¿Trabajas para pagarte los estudios? ¿Puedes mudarte a una gran ciudad durante el verano? Las respuestas a estas preguntas dictarán cuándo, dónde y qué tipo de prácticas puedes conseguir. Si el dinero es un problema, necesitas unas prácticas en tu ciudad, a tiempo parcial o remuneradas. Si quieres unas prácticas fuera de tu lugar de nacimiento, recuerda que necesitarás un sitio donde vivir. Algunas universidades ofrecen alojamiento durante las vacaciones de verano para estudiantes en prácticas, estén matriculados o no en esa universidad. Es más barato que un piso, sobre todo en ciudades como Nueva York, San Francisco o Londres. Míralo bien.

- ¿Cómo encontrar prácticas disponibles? Empieza por Internet. Existen muchísimas páginas web con prácticas. Allí encontrarás información sobre infinidad de empresas además de consejos útiles para solicitarlas.

Si estás en la universidad, haz una visita a la oficina de servicios universitarios. Seguramente publiquen información sobre las prácticas disponibles. Casi todas las universidades tienen contratos con algunas empresas y organizaciones de forma que estas facilitan prácticas al alumnado.

Es muy habitual que una empresa contrate becarios de una misma universidad, siempre y cuando el último que contrataron lo hiciera muy bien, claro está.

Pregunta. Empieza por los amigos, compañeros de universidad, familiares... Cuéntales que estás buscando unas prácticas. Siempre hay alguien que conoce a alguien. Es un camino a tener en cuenta.

Por último, corre la voz en las redes. Anuncia que quieres trabajar en prácticas. Deja bien claro la especialidad que te interesa, la ciudad y la duración.

- ¡A puerta fría! ¿Sabes lo que significa esa expresión? Consiste en ponerse en contacto con alguien a quien no conoces y que no te conoce. ¿Buscas unas prácticas en una revista? Escoge tu favorita y busca los nombres de los editores. Casi siempre aparece una lista en las primeras páginas de la revista con los nombres de todos los que trabajan allí. Se denomina la cabecera. ¿Te encanta un programa de televisión particular? Anota los nombres que se pueden leer en los créditos. Puedes encontrar a toda esa gente vía Twitter o LinkedIn.

¿Cuál es el siguiente paso? Si están en Twitter, envíales un tweet diciendo: «¿Te importaría pasarme la dirección de la persona que se encarga de las prácticas en tu empresa? ¡Gracias!». Si tienes su dirección de correo, envía un mensaje parecido al siguiente:

Estimado/a [completa con el nombre]:

Estaría interesada en trabajar en [completa con el nombre de la empresa]. ¿Le importaría decirme quién está a cargo del programa de prácticas para así contactar con él? Muchas gracias de antemano por su ayuda.

Saludos,
[completa con tu nombre]

¡Pero no te conviertas en una acosadora virtual! Existe una fina línea entre un tweet educado o un e-mail vía LinkedIn y mensajes constantes y reprochadores. No envíes dos veces el mismo correo y limita la interacción por red social a un tweet. ¿No has obtenido respuesta? Pues a otra cosa, mariposa.

- ¿Qué es recursos humanos? Es un término que debes conocer. Todas las grandes empresas tienen un departamento de recursos humanos (o RH) que se encarga de contratar (o despedir) a empleados. Lo más probable es que el departamento de RH también se encargue del programa de prácticas. Quizá tengas tu primera entrevista con alguien de RH. Si consigues las prácticas, puede que tengas que rendir cuentas a un representante de RH durante ese periodo. En el caso de que quieras realizar las prácticas en una empresa en especial, entra en su página web y revisa la sección de empleos. Puede que aparezca alguna dirección de correo del departamento de RH. ¡O a la vieja usanza! Descuelga el teléfono, llama a la empresa y pregunta quién está a cargo de las prácticas. ¡Haz de detective! Merecerá la pena.

- ¿Cuáles son tus prácticas soñadas? Considéralas como esa universidad «inalcanzable». Es decir, una formación que jamás conseguirás porque se necesita una media muy alta, o dinero, o cualquier otro factor, pero que te mueres por realizar algún día. Solicítalas. Es positivo soñar con prácticas imposibles. Nunca se sabe. Quizá la empresa vea en ti algo interesante.

- ¿Puedo solicitarlas fuera de temporada? Todo el mundo quiere unas prácticas estivales, pero muchas empresas las ofrecen durante todo el año. ¿Puedes hacerlo durante el curso en lugar de en verano? Es una época menos competitiva y tendrás más oportunidades. Pero es un arma de doble filo. Y es que deberás compaginar las clases, tu vida social y quizá un trabajo remunerado con las prácticas. O puede que te veas obligada a tomarte un semestre sabático. Considera las opciones y escoge lo mejor para ti.

- ¿No hay prácticas en tu ciudad? Esto es una realidad para muchas personas. La ciudad donde yo estudié no ofrecía prácticas maravillosas, así que sé de lo que hablo. Debes cambiar tu forma de pensar. Quizás haya empresas que ansían tener un becario pero nunca han tenido el tiempo o la energía para buscar y contratar a uno. Contacta con las empresas que te llamen la atención y explícales qué quieres hacer. ¿El pueblo tiene una radio o televisión local? ¿Hay una empresa que crea páginas web? ¿Un restaurante que necesita una mano con las redes sociales? Quizá te implique trabajo extra, pero podrás crear tu propia oportunidad.

EL OBJETIVO DE UNAS PRÁCTICAS PROFESIONALES

Si tienes suerte y consigues unas prácticas, tómatelas en serio. Estás ahí para aprender, no solo para matar el tiempo y tener algo que poner en el currículum. Durante el periodo de prácticas deberías seguir los siguientes consejos, ya que, en mi opinión, tendrás más opciones de firmar un contrato de trabajo a tiempo completo cuando se dé el momento.

- Aprende todo lo que puedas: conviértete en una esponja. Los becarios ocupan un lugar especial y eso es una ventaja respecto a los empleados que acaban de empezar. Aprovecha la oportunidad y haz preguntas, transfórmate en la sombra de esas personas a las que admiras y lleva a cabo tareas bien distintas. Cuando trabajas a tiempo completo, todo el mundo espera que sepas en qué consiste tu trabajo y que realices las tareas para las que te contrataron. Sin embargo, cuando uno hace unas prácticas, todos saben que estás ahí para aprender. Quizá los trabajadores quieran compartir información contigo sobre la empresa, sus carreras profesionales, etc.

  Pero no te pases de entusiasta. No seas pesada. Una vez más, ¡la línea es muy fina! Actúa con coherencia. Si el despacho está sumido en un silencio absoluto, quizá no sea el mejor momento de hacer preguntas. Es importante ser consciente del entorno. La hora del almuerzo es la oportunidad perfecta para resolver dudas. En general, en ese momento todos comprueban su correo electrónico personal, hacen llamadas, etc. Así que cuando quieras hacer una pregunta, ten en cuenta que es su tiempo libre y aprende todo lo que puedas.

- Trabaja duro: puede parecer obvio, pero muchos becarios son unos holgazanes. Encárnate en la becaria que sabe hacer su trabajo, en aquella en la que se puede confiar. Lo mejor es que te vean como un diamante en bruto y que te incluyan en su equipo. Borda tu trabajo. Te lo agradecerán, créeme.

- Acepta tareas de poca importancia con amabilidad: te pedirán que hagas cosas muy poco glamourosas como ordenar papeles, cerrar sobres, encargarte del café o responder al teléfono. No subestimes ninguna tarea. Te están poniendo a prueba. Tu jefe quiere ver si eres capaz de realizar tareas básicas. Si se da cuenta de que no puedes ocuparte de tareas poco importantes, no te dará más responsabilidades. La mayoría empieza desde abajo. Recuérdalo, y muestra una actitud positiva. Muchos pagarían por tener la oportunidad de hacer lo que tú estás haciendo. Tenlo presente siempre que te entre el bajón; te compensará a largo plazo.

- Asegúrate de que todos saben tu nombre: puede parecer evidente, pero en las grandes empresas trabaja muchísima gente y, por lo tanto, año tras año van pasando becarios y es posible que no recuerden tu nombre. No te molestes y recuérdales cómo te llamas. Di «Hola, soy [tu nombre]», cuando asomes por la oficina. En algún momento alguien te contestará «¡Ya sé quién eres!». Otra opción es ponerte un collar gigante con tu nombre grabado. Pero quizá no quieras llamar tanto la atención.

No te escabullas del trabajo. Cada mañana, pasa delante de tu jefe y dale los buenos días. Un gesto amable alegra el día a cualquiera. Y antes de irte, pregúntale si necesita algo y, si te dice que no, despídete con educación. Así causarás una buena impresión.

Cuando acabes las prácticas, tu jefe se convertirá en la referencia de tu currículum. Seis meses después, cuando alguien le llame y le diga «[Tu nombre] es una de las candidatas para un puesto en nuestra empresa,

Aquí me ves trabajando en los envases de cosméticos em con estudiantes de diseño. Siempre he creído que los estudiantes de Bellas Artes son atrevidos además de creativos.

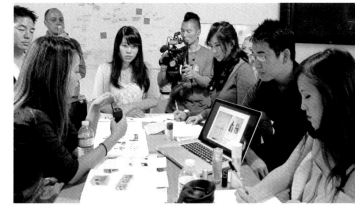

y le llamo para saber si era una buena trabajadora», quieres que responda algo parecido a «Ah, sí, era magnífica», en lugar de «¿Quién?».

CUANDO EL PERIODO DE PRÁCTICAS SE ACABA

Recoge tus cosas el día que acordaste, ¡nunca antes! ¿Mantienes una relación cordial con tu jefe? ¿Podrás ponerle como referencia en tu currículum? ¿Sí y sí? ¡Genial!

Después plantéate si te gustaría trabajar en una empresa como esa. Si es así, pregunta si puedes hacer una entrevista con tu superior o con algún responsable de recursos humanos. Quizá ya sepan que querrías empezar a trabajar allí, pero es tu última oportunidad de hacerlo oficial. Siéntate, explícales que algún día te encantaría trabajar allí y pregúntales si creen que eres una buena candidata.

Si estás buscando algo de forma inmediata, pregunta si hay algún puesto libre. ¡No seas tímida! Te has entregado durante las prácticas y quieres saber si tienes alguna oportunidad. No hay nada de malo en eso. Nunca está de más preguntar. Si no lo haces, quizá algún día te arrepientas. Mantén el contacto con las personas para las que has trabajado. Muchas relaciones laborales empiezan durante las prácticas. En un futuro esos contactos podrán informarte sobre un puesto que ha quedado libre, por ejemplo. ¡Pueden ser el camino rápido hacia un empleo estable!

UNA ADVERTENCIA SOBRE LAS PRÁCTICAS

Últimamente ha habido mucha controversia por las prácticas no remuneradas. Varios becarios que no recibían un sueldo decidieron demandar a la empresa para la que trabajaban porque creían que merecían una compensación por las horas invertidas.

Ninguna empresa debería aprovecharse del becario. Estás ahí para aprender, no para ser esclavo de un tirano. Si sientes que tu superior se aprovecha de tu buena voluntad, ya sean prácticas remuneradas o no, no te lo guardes. Habla con la persona encargada de las prácticas. Si la situación es insostenible, pide una reunión con el jefe de tu superior. Lo mismo si sufres acoso laboral. Si tus compañeros son un incordio, no hagas perder el tiempo a tu jefe. En algún punto de tu carrera profesional te toparás con gente desagradable o antipática. Nunca es plato de gusto, desde luego, pero debes aprender a gestionarlo. En la mayoría de ocasiones, lo mejor es ignorar a esas personas.

Pero no te confundas, realizar tareas insignificantes no significa que se estén aprovechando de ti. Y no te quejes si tienes un jefe exigente. Como ya he dicho, parte del trabajo de becario es aburrido y básico. Si bordas esas tareas, es muy probable que te recompensen con proyectos más interesantes. Si no eres capaz de completarlas, nunca podrás subir ese escalón. Una amiga muy cercana trabajó con una becaria que se quejaba por todo, ¡y desde el primer día! Según ella, creía que le encargarían tareas más importantes, como organizar fiestas. Confía en mí, ¡en tu primer día de prácticas jamás te pedirán que planees una fiesta!

Por último, si estás recibiendo un trato abusivo, ofensivo o inadecuado, dilo. Unas prácticas no consisten en eso.

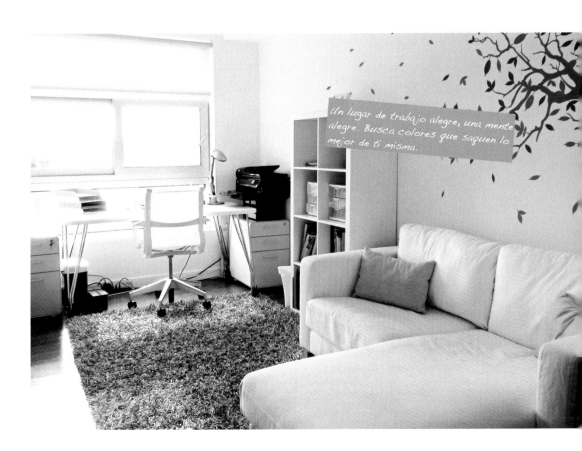

Reglas laborales para todo el mundo

¿Prácticas? ¿Primer empleo? ¿Quinto empleo? Estos consejos te ayudarán a ser una súper profesional en cualquier trabajo.

1. Sé puntual.

2. Arréglate para la ocasión. Muchos trabajos requieren un look o una especie de uniforme. Has de saber cuál es.

3. Viste apropiadamente. Cuando te agachas o te arrodillas, ¿dejas alguna parte al descubierto? Es probable que tengas que ordenar cosas o trasladar carpetas a estanterías más altas o más bajas, así que prepárate y escoge bien la ropa.

4. Mientras estés en el trabajo, silencia el móvil.

5. Deja las conversaciones telefónicas y mensajes personales para otro momento.

6. No abuses de la excusa «estoy enferma».

7. Cuida tu imagen personal. ¿Uñas sucias o cabello grasiento? ¿De veras tengo que decir algo?

8. No uses mucho perfume (¡sobre todo en una entrevista de trabajo!). La única que debe distinguir ese aroma eres tú.

9. No te tomes demasiados descansos. Starbucks no va a pagarte un sueldo.

10. No salgas pitando del despacho cuando suene el reloj.

11. Nunca sigas a tu jefe en las redes sociales, ni le añadas como amigo. Pero si él toma la iniciativa, acepta la solicitud.

12. No te quejes sobre el trabajo, ni sobre tus compañeros en las redes sociales. Nunca sabes quién ve lo que escribes, aunque creas que es privado.

13. Ten cuidado con las páginas que visitas o los e-mails que envías desde el trabajo. Lo más probable es que tu jefe pueda leer y controlar todos tus movimientos.

14. Mantén siempre tu currículum al día. Nunca sabes cuándo lo puedes necesitar.

15. Pero... intenta conservar el trabajo durante un mínimo de un año. Si cambias cada dos por tres, muchas empresas decidirán no contratarte por miedo a tu inestabilidad.

16. Si quieres dejar el empleo, avisa con dos semanas de antelación.

17. Despídete de todos (¡un buen consejo para todo en esta vida!)

18. Envía siempre una nota de agradecimiento por escrito después de dejar un trabajo. Pero solo si has dimitido. ¡No lo hagas si te han despedido!

CÓMO REDACTAR UNA CARTA DE PRESENTACIÓN Y UN CURRÍCULUM

Casi todas las empresas, por no decir todas, te pedirán un currículum actualizado y una carta de presentación. Un currículum es un documento que contiene toda la información sobre ti: nombre, dirección, formación académica y experiencia laboral. Una carta de presentación es un escrito que explica quién eres, qué trabajo pretendes conseguir y por qué consideras que estás cualificada para el puesto.

Para mucha gente, redactar un buen currículum y una buena carta de presentación es la parte más difícil de la búsqueda de trabajo, pero no tiene por qué. Voy a ponerte un ejemplo de cada uno que puedes utilizar como guía en un futuro. También puedes buscar en Internet otros ejemplos de currículums y cartas de presentación.

Primero, deja que te dé algunos consejos básicos:

- Utiliza una tipografía básica y elegante. Mis preferidas son Arial, Times New Roman, Cambria... Debe ser limpia y legible.

- Asegúrate de que la letra no sea demasiado pequeña, el cuerpo 11 o 12 es suficiente. Si es más grande dará la impresión de que estás desesperada por rellenar espacio. Y si es más pequeña, quizá se dejen la vista tratando de leerla.

- Deja espacio entre cada apartado.

- No abuses del diseño cuando redactes el currículum (a menos que solicites un puesto como diseñadora, claro está).

- Utiliza la función de corrección de gramática y ortografía.

- Revisa todo el documento.

- Guárdalo siempre en PDF.

- El documento en PDF debe tener un nombre claro: «Currículum de Jane Smith» o «Carta de presentación de Jane Smith», por ejemplo.

EJEMPLO DE CARTA DE PRESENTACIÓN

Escribe tu dirección.

123 Main Street
New City, NY 11111
15 de marzo de 2015

No olvides la fecha.

¿A quién escribes? Nombre, cargo, empresa, dirección.

Mary Jones
Editora Digital
New City Newspaper
456 Broadway
New City, NY 11112

Utiliza Sr. o Sra.

Utiliza dos puntos después del saludo.

Querida Sra. Jones:

¿No sabes a quién escribes? Opta por «A quien corresponda».

¿Por qué escribes?

Menciona el empleo o las prácticas que solicitas.

Le escribo para solicitar las prácticas relacionadas con las redes sociales en *New City Newspaper* para este verano. Las redes sociales son mi gran pasión. Domino todas las plataformas disponibles. De hecho, no solo las utilizo a nivel personal, sino que también gestiono la actividad social del equipo de atletismo de New City High School, donde estoy estudiando el último año. *¿Quién eres?*

Habla un poco de tu experiencia.

Publico toda la información referente a las competiciones de atletismo además de los resultados de los atletas. Inauguré un canal de YouTube para colgar los vídeos de las competiciones, además de entrevistas con cada miembro del equipo. También activé una cuenta de Instagram para el equipo donde publico fotografías de las competiciones y los atletas. *Sé breve.*

Por favor, contrátame.

Me encantaría tener la oportunidad de trabajar con todo el equipo de la empresa y así aprender cómo un periódico gestiona las redes sociales y otros asuntos digitales. Puede contactar conmigo por correo electrónico (janesmith11@nicemail.com), aunque estoy disponible para realizar una entrevista personal después de clase. Muchas gracias por su tiempo y atención.

¡Siempre da las gracias!

¿Cuándo puedes hacer una entrevista?

Atentamente,

[Firma]   *No te olvides de firmar con tu nombre.*

Jane Smith

EJEMPLO DE CURRÍCULUM

La tipografía del nombre debe ser más grande que el resto.

Jane Smith
123 Main Street
New City, NY 11111
(555) 555-5555 janesmith11@niceemail.com

Dirección permanente

Es información de contacto, así que nada de direcciones de e-mail estúpidas.

¿Dónde abajas has abajado?

EXPERIENCIA LABORAL

Cafetería Main Street, New City, NY

Cajera, Enero de 2013 – actualidad

¿Cuándo empezaste a trabajar?

- Responsable de abrir la cafetería cada sábado y cada domingo a las 7:00 de la mañana.
- Encender la máquina de café cada mañana y mantenerla siempre limpia durante mi turno.
- Cobrar el café a los clientes y pasar tarjetas de crédito.
- Hacer el recuento de las propinas después de cada turno.
- Compartir la responsabilidad de limpiar el baño y sacar la basura.

Escribe las responsabilidades.

¿uesto trabajo?

Familia Jones

Canguro, Verano de 2012

Utiliza el tiempo verbal correspondiente: ¿Trabajo anterior? Pasado. ¿Trabajo actual? Presente.

- Cuidar a tres niños pequeños, de lunes a viernes, desde las 8:00 hasta las 17:00.
- Prepararles el desayuno, el almuerzo, la merienda y hacer la cena para el sr. y la sra. Jones.
- Acompañar a los niños a las clases de tenis semanales.

¿Estudios?

EDUCACIÓN

Instituto New City, New City, NY

Último año

Matrícula de honor

Algunos honores o premios.

Utiliza una tipografía bonita

ACTIVIDADES

No olvides ninguna actividad escolar.

Equipo de atletismo del instituto New City

Asistente del entrenador, enero – mayo 2013

- Ayudar al entrenador a organizar los encuentros, viajes y entrenos del equipo.
- Ocuparse del transporte y equipaje de todo el material del equipo.
- Publicar información sobre la competición de atletismo en las redes sociales.
- Abrir una cuenta de Instagram y de YouTube para el equipo.
- Grabar y editar vídeos en YouTube de las competiciones y entrevistas con los atletas.

Añade un espacio tras cada apartado para que se vea equilibrado y no apilado.

CAPACIDADES

Capacidad de organización excelente.

Dominio del Power Point, Excel y Final Cut Pro.

Dominio de todas las redes sociales, incluyendo Facebook, Twitter, Instagram, Vine y YouTube.

¿Alguna capacidad? Menciónala.

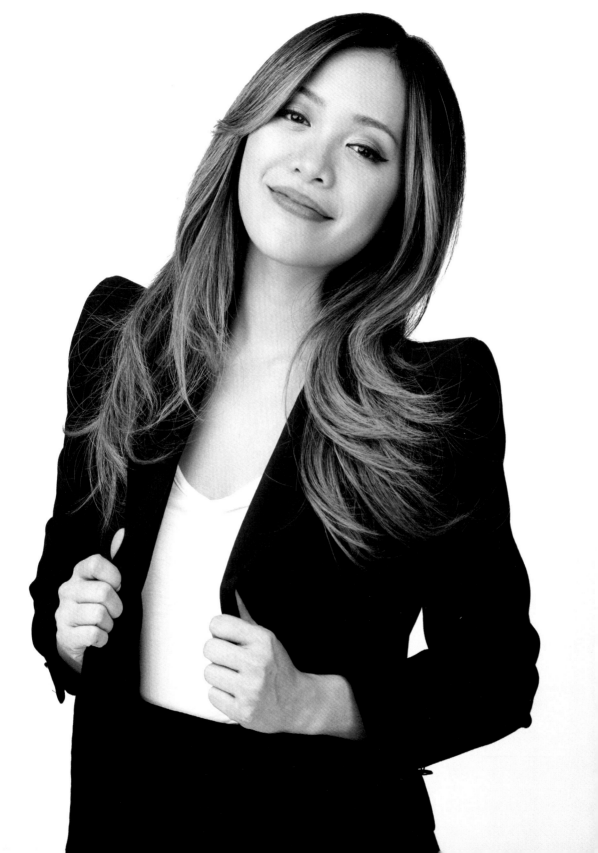

MI CONSEJO FAVORITO PARA BUSCAR EMPLEO

¿Quieres solicitar un puesto de trabajo? Prueba con enviar el currículum y la carta de presentación por correo ordinario en lugar de electrónico. La mayoría de los departamentos de recursos humanos reciben cientos, si no miles, de correos de trabajo al día, pero casi nunca cartas. Así que hazlo. No tienes nada que perder. ¡Destacarás, eso seguro!

E-MAIL INTELIGENTE

¿Tienes una cuenta de correo seria? Si estás buscando trabajo, espero que sí. Ni se te ocurra solicitar un puesto vía e-mail si tu dirección contiene palabras como sexy o cualquier número sugerente. Crea una cuenta de correo en Gmail con tu nombre, o con una pequeña variación del mismo.

CÓMO BORDAR UNA ENTREVISTA DE TRABAJO

Lo más probable es que, antes de conseguir el empleo o las prácticas, tengas que pasar por un proceso de selección. Dependiendo del trabajo, puedes pasar una o diez entrevistas. Cada una te resultará abrumadora, pero aquí te propongo algunos trucos para bordarlas.

- Sé puntual y ve preparada: arréglate y llega cinco minutos antes. Preocúpate de saber quién te va a hacer la entrevista y la dirección exacta del lugar.

- Lleva una copia impresa de tu currículum: probablemente lo tendrán, pero por si acaso no dejes ningún cabo suelto.

- Da la mano: cuando te reúnas con quien te hace la entrevista, estréchale la mano. Un apretón de manos demasiado flojo o demasiado firme es desagradable. No hay nada peor que un apretón debilucho o demoledor. Practica con un amigo si es necesario.

- No te pongas demasiado nerviosa: las entrevistas de trabajo ponen los nervios a flor de piel. Puedo entender que sea así, pero trata de disimularlo y demuestra confianza (sin excederte). ¡Fíngelo si hace falta! Dedícate un discurso motivacional y respira hondo antes de entrar.

- Mira a los ojos: cuando hables con el entrevistador, mírale a los ojos. No pasa nada por apartar la mirada de vez en cuando, pero no evites el contacto visual ni pegues los ojos al suelo. La gente agradece el contacto visual porque es una muestra de respeto. ¡Pero no le claves la mirada! Debes desviarla en alguna ocasión o quizá la situación se vuelva incómoda. Es una entrevista, no el típico concurso de quién aguanta más la mirada sin reír.

- Haz los deberes: ¿qué sabes sobre la empresa? ¿Qué sabes de la persona que te está haciendo la entrevista? Entra en Internet e investiga un poco. Seguramente te preguntarán si tienes alguna duda. No sacudas la cabeza. Haz alguna pregunta sobre la empresa. No estás ahí para realizar ningún interrogatorio, pero algunas preguntas te harán quedar bien.

- Envía una nota de agradecimiento: manda una nota por escrito lo antes posible. Si es inviable (porque hiciste la entrevista por Skype o vives en la otra punta del mundo, o tienes una caligrafía pésima), puedes hacerlo por e-mail.

¿NO HAS CONSEGUIDO EL TRABAJO?

¿Sabes qué es lo peor? Cuando no eres la elegida, ¡nadie te llama para decírtelo! Te dejan ahí, esperando y con la incertidumbre. Bueno, si nadie se pone en contacto contigo en un par de semanas significa que no te han dado el trabajo. En general, la mayoría de las entrevistas acaba con la clásica frase «Te llamaremos cuando tomemos una decisión», o algo parecido.

Cuando no conseguí el trabajo de Lancôme, mi madre me dijo: «Michelle, cuando se cierra una puerta, se abre otra. No te han dado el empleo, pero eso no significa que no haya otro esperándote a la vuelta de la esquina».

Que me rechazaran para el puesto me animó a grabar mi primer tutorial de belleza. Así que nunca se sabe.

No te hundas, ni te lo tomes a nivel personal. Pasa página. Sigue buscando. A veces, la búsqueda de empleo puede llegar a ser un trabajo a jornada completa, pero la vida es así.

NO ENCUENTRO TRABAJO EN NINGUNA EMPRESA

Es frustrante, y lo siento. El desempleo es una realidad para mucha gente y puede llegar a ser desmoralizante, sobre todo si te pasas el día rastreando la red en busca de algo interesante.

Sin embargo, tienes algunas alternativas que puedes probar. Puedes dedicarte al voluntariado, aunque sea durante un tiempo limitado. Así no tendrás largos periodos de tiempo inactivos en el currículum. Además es una forma de demostrar que tienes iniciativa y que te preocupas por la comunidad, por los demás. Tendrás la oportunidad de enseñar capacidades laborales que, sin un trabajo, pasarían desapercibidas.

Quizás ha llegado el momento de tomar cartas en el asunto. En el próximo capítulo hablaremos de cómo crear tu propio trabajo. Te enseñaré a pensar como una mente emprendedora y a ser una emprendedora. Ahora que tienes tiempo libre es el momento perfecto para hacer lo que mejor se te da.

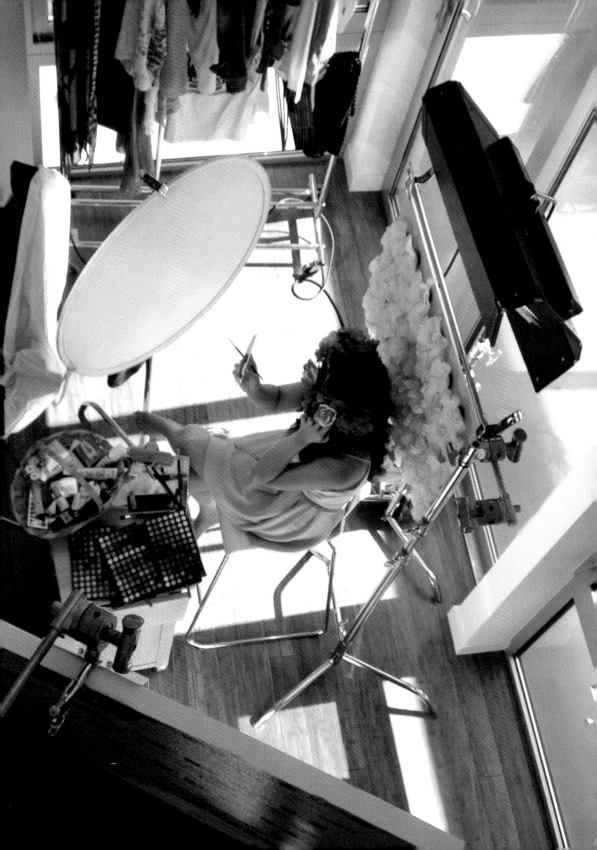

CONVERTIR TU PASIÓN EN TU PROFESIÓN

No te da la sensación de que todo el mundo quiere fundar su propio negocio? En mi opinión, esta moda está muy relacionada con la tecnología, ya que ha cambiado nuestra vida y, además, ha contribuido a que el individuo tenga mucha influencia. No se puede negar la fascinación que despierta Silicon Valley y la cultura emprendedora que han creado Apple, Google, Facebook y empresas por el estilo. La idea de que uno empiece un negocio en su habitación, o en el garaje de sus padres y hacerse millonario en pocos años es nueva a la par que atractiva. Dicho esto, esa atracción no solo se basa en el dinero que puedas ganar. Para mí, se basa en la idea de controlar tu destino, de ser tu propio jefe. Además, es un estímulo para la creatividad.

¿Te lo planteas? ¿Tienes una idea? ¿La respuesta es sí? ¡Maravilloso? ¿La respuesta es no? No pasa nada. Nunca se sabe cuándo despertarás con una idea espléndida. Pero es mejor saber los pros y contras. Quizá tienes una idea, pero lo desconoces. ¡Fíjate en mí! Mi intención nunca fue convertir mi afición en mi profesión. Así que soy el ejemplo perfecto de eso.

Tanto si decides montar un negocio paralelo a tu trabajo como zambullirte de lleno en algo más grande, no te arrepentirás. Ser emprendedor es algo fantástico y valiente. Es uno de los caminos más duros, pero también uno de los más gratificantes. Hoy en día los emprendedores lo tienen más fácil que nunca. Hay muchos programas gratis disponibles en Internet, y el *crowdfunding* o mecenazgo ha eliminado el mayor obstáculo: ¡la financiación!

Sé que mucha gente me considera una experta en belleza, pero ante todo me considero una mujer de negocios. En este capítulo te explicaré algo más sobre mi historia y las lecciones que he aprendido.

EMPRENDEDORA POR ACCIDENTE

Me siento orgullosa de ser una emprendedora, aunque reconozco que ser mi propia jefa nunca fue mi ambición. Cuando empecé a grabar vídeos, mi objetivo era divertirme y enseñar a otros. Al principio ni siquiera se me pasó por la cabeza que ser una vlogger en YouTube podría traducirse en un trabajo a jornada completa. Me matriculé en la universidad con la idea de quedarme cuatro años, graduarme y trabajar como diseñadora gráfica o ilustradora, ¡pero por cuenta ajena! ¿Que si imaginé que llegaría a ser presidenta de mi propia compañía algún día? En absoluto. Luego llegó la explosión de las redes sociales, y eso lo cambió todo.

Varias empresas se pusieron en contacto conmigo, y fue entonces cuando me di cuenta de que el *vlogging* podía ser un trabajo. Tuve que transformarme en una mujer de negocios. No me quedó otra opción. No tengo ningún máster de una escuela de negocios, pero he aprendido muchísimo en estos años.

He conocido a decenas de emprendedores, a los que respeto muchísimo. Artistas, reposteros especializados en *macarons*, restauradores, vloggers, maquilladores, peluqueros, cantantes y diseñadores de moda. Cada mañana se levantan y se dejan la piel. Hacen malabares para salir adelante, desde gestionar proyectos, hasta cambiar una bombilla o hacer de relaciones públicas. Aman su trabajo y no se imaginan haciendo nada más. En muchas ocasiones se ven obligados a contratar a otros, lo que es genial. En este capítulo explicaremos lo que se necesita para ser un gran emprendedor y te desvelaré algunos truquitos que me han funcionado muy bien. ¡Empecemos!

LA PERSONALIDAD DE UN EMPRENDEDOR

Si quieres emprender un negocio, debes tener unos rasgos específicos. Echa un vistazo a estas preguntas:

- ¿Tienes una gran idea de negocio?
- ¿Tienes varias ideas?
- ¿Eres resolutiva?
- ¿Eres capaz de gestionar la inestabilidad financiera?
- ¿Tienes don de gentes?
- ¿Estás dispuesta a trabajar duro?
- ¿Aguantas bien las críticas?

No tienes que responder sí a cada pregunta, pero sí a la mayoría. Si ese no es tu caso, siento decirte que ser emprendedora quizá no sea tu camino profesional. Pero no querría desanimar a nadie, ni romper el sueño de nadie, así que, por favor, sigue leyendo para aprender a desarrollar una personalidad emprendedora.

DINERO Y SACRIFICIO

Por desgracia, para fundar tu propia empresa necesitas, básicamente, dinero. Es casi imposible iniciar un negocio desde cero sin financiación. Da lo mismo si pretendes vender camisetas, galletas o vídeos; siempre se necesita algo de dinero para la materia prima. Aunque lo cierto es que deberás invertir en muchas más cosas. Por otro lado, hoy en día puedes ahorrarte unos euros si tú misma creas la página web o renuncias a las tarjetas de empresa. Pero ¿qué hay de los gastos mensuales, como la letra del coche, el alquiler o la compra? Aunque siempre te quedará coger el autobús, mudarte de nuevo a casa de tus padres y la comida precocinada.

La mayoría de los emprendedores que conozco conservaron al menos un trabajo para poder pagar las facturas mientras establecían las bases de su negocio. No despilfarraban el dinero en tonterías, apenas salían a cenar fuera, dormían poquísimas horas y compartían piso. Invertían cada euro que ganaban en su empresa. ¿Estás preparada para algo así?

Hay varias formas de financiar tus sueños. Si eres de las que te gusta ir pasito a pasito, mantén tu empleo remunerado mientras intentas transformar tu pasión en tu profesión. Imaginemos que eres una artista que quiere vender prints de sus obras. ¿Puedes dibujar o pintar el fin de semana, o por la noche, y abrir una tienda en Etsy? (Seguro que conoces Etsy, una tienda online que vende más de 100 millones de dólares al mes en productos artesanales. La web recibe más de mil millones de visitas mensuales, lo que se traduce en muchísimos ojos visualizando el catálogo).

Quizá quieras abrir una panadería, pero no eres capaz de reunir el dinero necesario. ¿Y si organizas una venta callejera los fines de semana? Podría compararse con una especie de incubadora para pequeños emprendedores. O puede que quieras abrir una tienda de ropa vintage. Algunas tiendas empiezan en eBay antes de abrir un local propio. Tienes que pagar una serie de impuestos, pero es mucho, mucho más barato que un alquiler.

¿Y si no puedes permitirte trabajar a media jornada y necesitas dinero contante y sonante para empezar tu aventura empresarial? ¿Qué haces? Pues puedes pedírselo a un banco, a amigos, familia o inversores. Que el banco te conceda un crédito será difícil si no tienes, por ejemplo, una propiedad. Pedir dinero a tu entorno puede ser algo violento y complicado, así que, antes de aceptarlo, asegúrate de que todos tienen claro a qué lo destinarás.

Pero hay otra opción que hoy en día está muy de moda: ¡el mecenazgo! o *crowdfunding*. Ahí encontrarás muchísima gente, incluyendo desconocidos, dispuestos a apoyar tu proyecto, negocio o idea. ¿Has oído hablar de kickstarter.com? Es la página web de mecenazgo más conocida y legítima de la red. Envías tu proyecto a Kickstarter y, en caso de ser aprobado, sale publicado en la web. Después decides qué cantidad de dinero quieres reunir y propones un plazo. Si encuentras varios inversores antes del plazo, recibes el dinero. En caso contrario, aunque te hayas quedado a un euro de conseguirlo, no recibes ni un céntimo. ¡Eso duele!

¿De dónde salen esos inversores? ¡Pues de todos sitios! Hay a quien le gusta lo que Kickstarter representa y disfruta ayudando a financiar proyectos interesantes. Los amigos y familia también suelen donar unos euros. Si eres una persona ambiciosa y consigues hacer publicidad de tu proyecto vía redes sociales, conseguirás más patrocinadores.

Ahora bien, el dinero no se regala. Las normas de Kickstarter te obligan a ofrecer algo a cambio a tus financiadores. Pongamos por ejemplo que tu proyecto en Kickstarter es grabar un álbum con tu música y tenerlo en un disco de vinilo. Grabar las canciones, crear el álbum, imprimirlo y enviar el producto final a tu casa costará alrededor de 5.000 dólares. Así que esa cifra es tu objetivo. Quien haya aportado cinco euros recibirá un pin con el nombre de tu grupo; quien done más de 25 recibirá el álbum y aquel patrocinador que invierta 250 dólares tendrá el pin, el álbum, un póster y una invitación para el concierto de presentación. Y si alguien aporta los 5.000 dólares necesarios, le regalarás un concierto privado para sus amigos (¡Sueña en grande!).

Si el proyecto sale adelante porque has recibido la financiación necesaria, no olvides dar las gracias, ¡o te arriesgas a toda una vida de mal karma! Eso significa preparar varios paquetes con regalos y responder a todos los correos electrónicos. Reconozco que puede ser un trabajo a jornada completa, al menos temporalmente.

Si no estás familiarizada con Kickstarter, entra en la página y echa un vistazo. Te quedarás de piedra al ver la variedad de proyectos. Pero recuerda que Kickstarter tiene una regulación muy estricta y no acepta todos los proyectos que recibe. Pero si realmente crees y confías en tu proyecto, Kickstarter podría ser la mejor solución para arrancar tu negocio.

REDACTAR UN PLAN DE EMPRESA

Si quieres fundar tu propia empresa, ya sea pequeña o grande, necesitas un plan de empresa. Es evidente que muchos negocios han arrancado sin tener un plan de empresa detrás, pero si pretendes tomártelo en serio, ese documento te ayudará a centrarte y ponerlo todo en orden.

En términos generales, un plan de negocios es un resumen de quién, qué, dónde, cuándo, por qué y cómo. ¿En qué consiste tu empresa? ¿Quién es el cliente? ¿Dónde está fundada la empresa? ¿Qué representa? ¿Cómo piensas ganar dinero? En el plan de empresa se especifica el producto que vendes, diseñas, creas o proyectas y una serie de ingresos y gastos. Puede ser muy elaborado o muy sencillo, eso depende de ti. Si no tienes ni idea de por dónde empezar, entra en Google. Encontrarás muchas páginas web dedicadas a emprendedores que te ayudarán a crear tu plan de negocios.

No mantengas tu plan de negocios en secreto. Enséñaselo a un amigo que merezca tu confianza, a tu familia o a un compañero de trabajo, y pídeles opinión. Es una forma de ver si ha quedado algún cabo suelto y de plantear dudas que quizá tú no habías considerado. Cuando uno elabora un plan de empresa, se centra tanto que apenas puede ver los fallos.

Pero hay otro elemento del plan de empresa que merece tu atención: tu destino. ¿Qué es exactamente? Es allí donde quieres que te lleve este nuevo negocio. Mira hacia el futuro y medítalo bien. No basta con decir que quieres tener tu propia empresa. No puedes volar a ningún sitio si no sabes adónde quieres ir. Tener un destino en mente te ayudará a trazar el camino. El vehículo que te llevará hasta allí eres tú misma (y tu equipo, si es que lo tienes) y el combustible es tu motivación.

Si tienes un socio, comentad el destino juntos. Pero si pretendes iniciar esta aventura sola, no tienes que compartir el destino con nadie. Lo más importante es que sepas hacia dónde vas.

ELIGE BIEN LOS BÁSICOS

Antes de fundar la empresa define bien los básicos. Aquí tienes una lista:

- Un buen nombre: necesitas un nombre sólido, único y fácil de recordar para tu negocio. Busca en Google el nombre que te gustaría y echa un vistazo a los resultados. Asegúrate de que nadie más lo haya utilizado. Comprueba las redes sociales también. Si alguien está utilizando «tu» nombre, piensa en otro. Prepara una lluvia de ideas: coge un bolígrafo y un trozo de papel y empieza a pensar en tu empresa. ¿Qué nombres o palabras se te ocurren? Escríbelos. Abre un tesauro digital y busca sinónimos. Entra en un diccionario digital y lee el significado de esas palabras. Escribe todos los términos que te resulten atractivos. ¿Todavía no se te ha encendido la bombilla? Echa un vistazo a letras de canciones y poemas. Sumérgete en un mar de palabras. Una vez hayas escrito una lista, escoge tus favoritos. Cuidado con los nombres demasiado genéricos:

a tus clientes potenciales les costará una barbaridad encontrarte en Internet o en las redes. Si quieres registrar el nombre, entra en la página de Registro Mercantil. En ella encontrarás información sobre propiedad intelectual y registro mercantil. Es un proceso algo complicado. Algunas empresas con capital prefieren contratar un abogado especializado en propiedad intelectual, pero es un asunto del que deberás ocuparte tú misma. Si cuando busques el nombre con el que quieres bautizar tu empresa descubres que alguien más lo ha registrado, olvídalo. Necesitas otro.

· Marca: me refiero a tu logotipo, a la tipografía que quieres utilizar y a los colores que representan la empresa. Estos detalles se denominan *brand codes*. No todas las marcas necesitan un logo, pero sí te aconsejo que elijas una tipografía, o varias, que simbolicen tu marca; úsalas en correspondencia, redes sociales y en cualquier envase. Lo mismo ocurre con los colores. Si tuvieras que elegir solo dos, ¿cuáles serían y por qué? Este tipo de detalles muestran profesionalidad, algo muy importante cuando se trata de una pequeña empresa.

· Dominio: asegura un dominio para tu página web. Un dominio es, básicamente, una dirección de Internet (por ejemplo: www.michellephan.com). Si trabajas con un gestor de dominios, como por ejemplo Go Daddy, tendrás que gastarte algo de dinero, pero lo cierto es que no es muy caro y, además, no te queda otra opción. Puedes registrar el dominio durante uno o varios años y comprar una dirección de correo adjunta. Si pretendes ahorrar dinero, utiliza un correo gratuito pero respetado, como Gmail. ¿Qué pasa si el dominio o la dirección de correo ya están cogidos? Una vez más, piensa otro nombre. Debe ser corto y sencillo. Busca algo que tus futuros clientes recuerden y encuentren fácilmente en la red.

· Página web: si ya tienes un dominio, ahora solo necesitas una web. No te plantees empezar un negocio sin página web. Si no

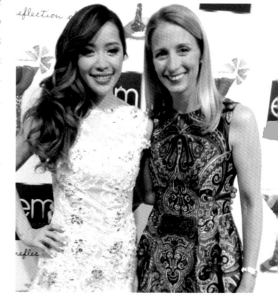

Con Jennifer Goldfarb, directora de Ipsy en la fiesta de lanzamiento de em by Michelle Phan.

puedes permitirte pagar a alguien para que la diseñe, hay aplicaciones que te permiten crearla gratis. Puedes empezar un blog de WordPress y utilizarlo como web, por ejemplo, o incluso Facebook. Asegúrate de que tu página tenga toda la información básica de la empresa. Incluye el horario, el número de teléfono, la dirección de correo electrónico y la dirección postal. He visto direcciones en páginas web que no mencionan el pueblo, la ciudad o el estado donde la empresa está ubicada. ¿Cómo se supone que debo encontrarte?

- Tarjetas de presentación: ¿No están un poco pasadas de moda? ¿Para qué las necesitas? Créeme: las tarjetas de presentación son el modo más sencillo de asegurarse de que alguien se acuerde de ti y de tu empresa. Si te topas con un posible cliente en la calle, el supermercado o en una conferencia, agradecerás tener una tarjeta de presentación a mano. No todo el mundo tiene tiempo de añadir toda tu información en su teléfono móvil. Además, una tarjeta con un diseño cuidado también comunica algo sobre tu negocio y estilo.

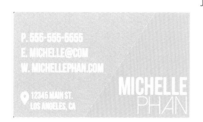

  Las tarjetas de presentación no tienen que suponer un gran gasto. Entra en Internet y echa un vistazo. Procura que tu tarjeta contenga toda la información pertinente: tu nombre, el nombre de la empresa, dirección, número de teléfono y correo electrónico. Incluir las redes sociales es un guiño moderno. Y hablando de ellas....

- Redes sociales: me reservo este apartado para la siguiente sección porque una buena estrategia de redes sociales puede marcar la diferencia entre el éxito y el fracaso de cualquier nuevo emprendedor. ¡Es muy importante!

- Pedir licencias y constituir una sociedad: ¿Necesitas una licencia para el tipo de negocio que quieres empezar? ¿Debes constituir una sociedad? Fundar una sociedad significa convertirse en empresa. Para poder actuar como tal, antes debes crearla. No te preocupes, sé que suena complicado y escalofriante, pero no lo es. Entra en Internet y teclea las palabras «cómo crear una empresa» y obtendrás decenas de resultados de mecanismos oficiales. Si quieres, puedes contratar a un abogado que te ayude en el proceso, o encargarte tú.

- Impuestos: si empiezas un negocio, lo más probable es que tengas que pagar impuestos. ¡No es nada malo! Míralo desde otra perspectiva: ¡es una señal! Ya has empezado a hacer dinero. El código fiscal es complejo y puede variar dependiendo de la comunidad y la ciudad, así que, en este caso, te aconsejo que inviertas algo de dinero en ayuda externa. Pregunta a tu entorno si conoce algún contable de confianza. Y siempre pide referencias.

- Letrero y horarios: si has alquilado un local o un despacho, ¿has colgado algún letrero para que los clientes, o futuros clientes, te encuentren? ¿Has incluido tu horario laboral? Uno de los mayores errores que suele cometer un nuevo emprendedor es el de no aclarar su horario. Me ha pasado millones de veces: pasar por delante de tiendas y cafeterías preciosas sin un horario de atención al público visible. Contrata a un diseñador de carteles, o hazlo tú misma; si eres una persona amante de las manualidades, no te costará nada. Diséñalo por ordenador, imprímelo, colócalo sobre una cartulina o cartón pluma, haz dos agujeros en la parte superior, introduce un hilo y por último pega una ventosa para que quede sujeto sobre la puerta o la ventana. ¡Está chupado!

¡EL ÉXITO DE LAS REDES SOCIALES!

Tal como he mencionado al principio de este capítulo, emprender no es fácil. Es gratificante y desafiante, pero cualquier autónomo te dirá que implica muchísimo trabajo. Un gran porcentaje de negocios de nueva creación fracasa, la mayoría en su primer año. Sin embargo, estamos en la era dorada de los emprendedores. La tecnología ha hecho posible que los emprendedores puedan encargarse de muchas tareas que antes debían contratar a externos.

Imagínate lo que le costó a mi madre abrir su pequeño salón de manicura hace ya dos décadas. Tuvo que invertir cada céntimo que tenía en el alquiler, sueldos y suministros. No se pudo permitir el lujo de anunciarse en el periódico o de imprimir panfletos en la copistería del barrio. Además, no podía contratar a nadie que distribuyera esos panfletos. Así que no tuvo más remedio que conformarse con el boca a boca para conseguir clientes. No con-

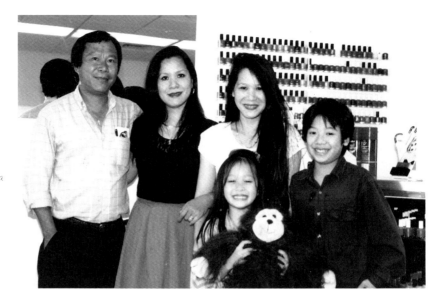

sigo imaginarme lo duro que fue; esperar sentada dentro de su salón con la esperanza de que algún cliente llamara a la puerta.

Si abriera ese mismo negocio hoy, ¡tendría Internet a su disposición! Hoy en día se puede elaborar un blog, abrir una cuenta de Twitter, grabar vídeos, enviar correos a tus amigos, comunicarte con bloggers especializadas en belleza. Lo que quieras. Ya no tienes que quedarte sentada esperando que alguien asome por tu puerta.

Pero demos un paso atrás. Lo más probable es que, al igual que todo el mundo que está a punto de montar su propio negocio, no cuentes con un equipo dedicado a las redes sociales. Si es así, ¡enhorabuena! Recuerda que siempre te tienes a ti misma. Antes de abrir un negocio, desarrolla una estrategia de redes sociales. Para todos los nuevos empresarios, la Red es un regalo caído del cielo porque el coste es cero, siempre y cuando tengas un ordenador y acceso a Internet. Si te faltan ambas cosas, ve a una biblioteca. Debes encender una bombilla para que el resto del mundo pueda verte.

Algunos pequeños empresarios han llegado a la conclusión de que las redes sociales son una forma de aprovecharse de todo lo que ofrece Internet. Y por eso graban vídeos para YouTube, tienen un Tumblr y un blog, tuitean diez veces al día y publican varias fotos diarias en Instagram. Pero no confundas eso con una estrategia bien planteada. Son dos cosas muy distintas. Una te volverá loca y la otra puede catapultarte hacia el éxito.

Aquí tienes una lista para empezar:

- **Las redes sociales más conocidas:** esto podría cambiar mañana mismo, pero hoy por hoy las redes sociales más útiles para conectar con posibles clientes son Facebook, Twitter, YouTube, Google+, Instagram, Foursquare, Yelp y Tumblr. Hay muchas más, desde luego, pero estas ocho son las que debes conocer al dedillo.

- **Reivindica tu nombre:** como ya dije antes, tu estrategia no debe consistir en publicar varias veces en todas las redes sociales disponibles. Incluso las grandes marcas mundiales se centran en unas redes sociales en concreto. Dicho esto, te animo a reivindicar tu nombre en las redes que he comentado antes. Estas pueden cambiar de la noche a la mañana; si de repente una cierta red social se pone de moda, debes estar preparada. No permitas que nadie se apropie del nombre de tu empresa. ¡Este tipo de cosas ocurre! Y si es posible, añade la dirección y el horario de atención al público.

- **Un solo nombre:** debes tener el mismo nombre en todas las redes sociales. No puedes ser la empresa ABC en una y ABC oficial en otra. Eso solo servirá para confundir a tus clientes y seguidores. Busca un nombre que esté libre en todas las redes sociales.

- **Escoge tu red social:** ¿cómo saber cuál se adapta mejor a tu empresa? ¿Qué redes utilizas para comunicarte con tus amigos, familia y antiguos compañeros? Empieza por ahí, ¡tendrás varios seguidores de inmediato! Esos contactos siempre te serán útiles. Cuando emprendes o creas una empresa, necesitas que tus amigos y familia te ayuden a difundir la noticia. También debes tener en cuenta qué redes sociales son las más utilizadas por tus clientes. Si eres una fotógrafa infantil, no pierdas el tiempo en Twitter, que se basa en mensajes muy cortos. Lo mejor para ti sería una plataforma visual, como Instagram o Facebook. Si escribes un blog sobre tu vecindario, entonces Twitter será la opción más acertada, porque es más inmediata y además es la red perfecta para compartir links.

  No te sientas obligada a utilizar la red social más de moda. Escoge aquella cuya comunidad parezca dispuesta a apoyar tu visión.

- **Inversión de tiempo:** quizás esta sea la cuestión más importante que debas plantearte. ¿Cuánto tiempo puedes invertir en redes sociales?

¡Y no me digas ni un minuto! Las redes sociales pueden ser la clave del éxito. Intenta sacar tiempo (a poder ser durante el día) para actualizar. Por eso es preferible centrarse en una o dos y hacerlo bien. Una actividad constante y coherente en una red social es mucho más efectiva que una actividad poco entusiasta en múltiples plataformas. Si eres toda una experta en redes y tienes tiempo, publica en todas las plataformas que quieras, siempre y cuando creas que pueden contribuir a la expansión de tu marca.

Debes actualizar y estar al día de la red, o redes, que tienes. ¿Y si un cliente te hace una pregunta o tiene una queja? No puedes permitirte el lujo de ignorarla.

- Contenido creativo: para tener éxito en las redes sociales, necesitas seguidores. De lo contrario, ¡tu mensaje no llegará a nadie! ¿Y cómo conseguirlos? ¡Echa el freno! Paso a paso. Antes de conseguir seguidores debes decidir qué contenido quieres publicar.

Crea un contenido interesante, que entretenga o informe, o mejor aún ambas cosas. Tu intención es que la gente esté ansiosa por leer tus publicaciones. La gente dispuesta a seguirte quiere oír lo que tienes que decir, quiere saber tu visión.

Una vez hayas decidido qué te gustaría publicar, debes tomar otra decisión: cuándo y con qué frecuencia vas a publicar ese contenido. No es un uso muy distinto al que tú le das a tus redes sociales personales. Si publicas cada dos por tres, tu presencia se torna molesta. Otro aspecto a tener en cuenta es la publicación de distintos contenidos en distintos días.

Decidas lo que decidas, planéalo de antemano. De lo contrario, elaborarás tu estrategia a salto de mata.

Una alternativa es diseñar un calendario indicando qué y cuándo publicar. Y eso significa crear contenidos con antelación. Si has abierto una cafetería o una empresa de comida casera y preparas algo nuevo cada día, ya tienes excusa para publicar. Pero siempre te resultará útil tener fotografías, vídeos o links en el ordenador para no estar buscando nuevos contenidos a diario. Familiarízate con herramientas tales como HootSuite o TweetDeck que te permiten publicar de antemano además de actualizar varias redes sociales al mismo tiempo.

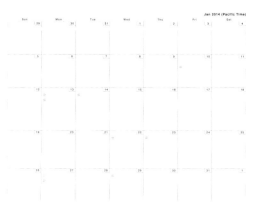

No te saltes ese calendario a la torera, aunque tampoco temas adaptarlo o cambiarlo en función de la evolución de tu negocio. Es como el plan de empresa: lo que funcionó al principio quizá no funcione un año después. Ser ágil y flexible forma parte del carácter de un buen empresario, pero también seguir una línea. Debes encontrar el equilibrio.

¿Todavía estás confundida o aún no sabes qué red social es la mejor para tu empresa? Echa un vistazo a lo que tus competidores están haciendo. No les robes sus ideas. Es horrible. Pero de los líderes puedes aprender ciertas prácticas o incluso inspirarte.

• Fans y seguidores: si tienes suerte, te buscarán. Pero en general deberás ser tú quién los busque a ellos. Una parte de la estrategia de redes se basa en saber a quién sigues. Formúlate preguntas: ¿a qué público está orientada tu marca? ¿Quién debe saber que existes? ¿Hay algún editor o blogger especializado en tu campo? ¿Peluqueros o maquilladores? ¿Locales donde se toque música en directo?

No ignores a tus amigos, familia y compañeros de trabajo o clase. A todos ellos les encantará seguir los pasos de tu empresa o incluso presentarte en sus círculos. Envía un correo electrónico pidiéndoles que sigan a tu nueva empresa y que difundan la noticia. Puede ser un mensaje colectivo, pero recuerda poner a tus contactos en copia oculta. Hay gente que prefiere mantener su correo electrónico en secreto en lugar de compartirlo con desconocidos.

¿Debes seguir a todos los que te siguen? No necesariamente. Si quieres transmitir la imagen de que eres una empresa agradable y simpática, quizá sea buena idea. Pero tal vez quieras transmitir exclusividad y seguir solo a creadores de tendencias. También es una buena opción.

Sigues a decenas de personas, has elaborado una estrategia bien meditada y, sin embargo, no avanzas. Pongámonos manos a la obra. Ahora debes…

- Dedicarte de pleno: no te desesperes si nadie comenta o retuitea tus publicaciones. Para tener éxito en las redes sociales también debes tener en cuenta a los demás. El trabajo bien hecho tiene su recompensa, es cierto, pero eso no es aplicable al campo de las redes sociales. Debes volverte social y crear un comité de bienvenida virtual. ¿Retuiteas, dejas comentarios y pones «me gusta» en las publicaciones de las personas adecuadas? Si diseñas joyas y siempre has admirado a una editora de una revista de moda en particular, ¡díselo! «Me ha encantado tu artículo sobre moda tribal en el último número de *Elle*.» ¿Eres maquilladora y te encantaría colaborar con algún fotógrafo? Comenta todas sus fotografías de Instagram. Establece un diálogo. Cuélate en su radar.

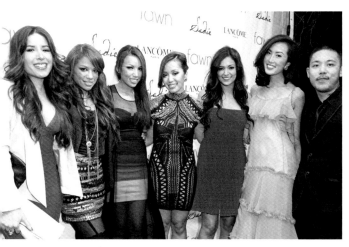

En la alfombra roja en la fiesta de lanzamiento de FAWN.

Si ya cuentas con tus propios proveedores (es decir, empresas a las que pagas para que te entreguen el material que necesitas) o distribuidores (tiendas, vendedores virtuales, etcétera que comercializan tu producto), menciónales en algunas de tus publicaciones. Asegúrate de etiquetarles con el nombre correcto. Así conseguirás que te sigan, que retuiteen tus publicaciones o que dejen un comentario en tus fotografías. A todos os interesa ayudaros.

Quizá tengas que unirte a algún foro o asistir a conferencias. Plantéate todas las opciones. Debes darte a conocer, tanto en un plano físico como virtual. Nadie llamará a tu puerta si no alzas la voz. En mi opinión, hacer contactos en las redes sociales no es fácil. Al principio de mi carrera asistí a multitud de acontecimientos, aunque no me gustaba en absoluto. Solo me apetecía estar en casa editando mis tutoriales o jugando a videojuegos. Pero reconozco que conocí a gente estupenda que me ha ayudado una barbaridad a lo largo de mi carrera. Tener contactos es fundamental.

BASE DE DATOS DE CLIENTES

Una vez empieces a conseguir clientes, no pierdas el contacto con ellos. Plantéate cómo vas a pedirles cierta información para comunicarte. ¿Tu página web tiene una opción para darse de alta? ¿Tu tienda/galería/negocio ofrece un formulario de inscripción, o algo parecido, donde clientes y usuarios puedan dejar su nombre? ¿Qué piensas hacer con toda esa información?

Hoy en día existen varios servicios de marketing y correo electrónico a tu alcance, como Constant Contact, MyEmma o MailChimp, que te facilitan la tarea de crear una base de datos con la información de tus clientes. No son gratuitos, pero si tienes cientos de correos electrónicos a incorporar la inversión merecerá la pena. También ofrecen la opción de que puedan darse de baja, lo cual es esencial porque nunca, bajo ninguna circunstancia, debes exasperar a un cliente. Y hablando del tema...

UN BUEN SERVICIO DE ATENCIÓN AL CLIENTE

Si tu empresa tiene clientes, usuarios o invitados, jamás olvides proporcionar un buen servicio de atención al cliente. Así te ganarás una buena reputación. Si alguien tiene una queja o un problema relacionado con tu producto, debes solucionarlo lo antes posible. Si no, atente a las consecuencias. El cliente publicará algo en Twitter o en Yelp o, peor aún, se pondrá en contacto con la asociación de usuarios de Internet y te hará mala publicidad. Asume la responsabilidad del error y soluciona el problema.

A veces el cliente se equivoca, pero no entres en una discusión: sé amable y ofrécele una solución. Nunca te enzarces en una discusión con él. ¡Acabará mal, eso tenlo por seguro! Si alguien publica algo negativo sobre tu empresa en las redes sociales, no intentes convencerle de lo contrario en público. Cuando alguien se queja sobre tu negocio en una red social te quedas de piedra. Responde con algo muy breve como «Hola [nombre de la persona]. Por favor, envíame un correo a [introduce tu correo electrónico] y solucionaremos el problema. Gracias». Lleva la conversación al campo privado. Yo cometí el error de responder públicamente y aprendí la lección: las palabras pueden malinterpretarse. ¡Sigue mi consejo!

CÓMO LLEVAR LAS RELACIONES PÚBLICAS

Las relaciones públicas consisten en informar al público sobre tu empresa o producto, en general a través de medios de comunicación. Gracias a esta práctica, puedes llegar a personas que pueden escribir o en cierto modo publicitar tu producto. Nunca se paga por aparecer en artículos de prensa o en blogs. Y si pagas, no olvides que será contenido patrocinado.

Aquí tienes una guía que te ayudará a empezar:

- Decide qué quieres promocionar: escoge un producto. Si tienes diez productos nuevos, elige solo uno. Quizá quieras promocionar tu empresa; ¡en ese caso ese es tu producto!

- Redacta una nota de prensa: esa nota no tiene que ser una carta eterna. Debe ocupar una página, o incluso menos. Describe tu empresa, tu marca y el producto que estás promocionando. Asegúrate de incluir por qué es novedoso y por qué merece la pena. No hagas perder el tiempo a nadie con «novedades» antiguas. Añade un comentario propio y otro de alguien implicado en el proyecto. E incluye todos los detalles: dirección, horario, precios, fecha de lanzamiento, etcétera. En el encabezado escribe tu información de contacto.

- Elabora una lista de medios: ¿quién crees que podría escribir un artículo sobre tu empresa o producto? A todos nos encantaría ver a nuestra empresa en revistas como *Time* o *People*, o en la CNN, pero no hagamos castillos en el aire. Pongamos los pies en la tierra y empecemos por medios de comunicación locales. Busca blogs, revistas, periódicos, páginas web o programas de televisión que cubran la ciudad o región donde vives. Averigua un poco sobre ellos y descubre quién escribe qué. Si tu idea es salir en un artículo relacionado con la moda, no envíes tu nota a un columnista gastronómico. Encuentra el nombre de la persona adecuada y comprueba que haya una dirección de correo o información de contacto en algún sitio. Si es imposible, prueba con Twitter. Sigue ese blog, revista o página web y envía un tuit: «¡Hola! Me gustaría enviar un e-mail a [persona en cuestión]. ¿Cómo puedo ponerme en contacto con él/ella?».

Cuando escribas a esa persona, envíale un mensaje breve y conciso. Preséntate y explica por qué te gustaría que tu empresa/producto saliera publicado en un artículo. Adjunta la nota de prensa, revisa el correo y pulsa el botón de enviar. Ahora, es posible que te conteste o no. Como ya he dicho antes, ¡no te hagas pesada! Las personas que se dedican a los medios de comunicación reciben noticias todo el día y, por tanto, es posible que estén demasiado ocupadas para responderte. O puede que tu mensaje no haya despertado su interés. Si no has tenido noticias en varios días, puedes volverle a escribir, pero solo una vez. Prueba a reenviar el mensaje original y añade: «Por si no le había llegado. Me encantaría colaborar con usted», o algo parecido. Si aun así no recibes respuesta, pasa a otro contacto. Siempre puedes volver a empezar la rueda de correos cuando tengas otro producto que promocionar.

Imaginemos que quieres lanzar un producto a nivel nacional y pretendes que salga en una revista importante como *Bazaar* o *GQ* o una página web del nivel de Refinery29. ¡Hazlo! Piensas a lo grande, y eso no es malo. Los medios escriben sobre nuevas ideas de negocio constantemente, y quizá seas la emprendedora que están buscando. Pero una vez más, no te decepciones si no obtienes una respuesta inmediata. Los mejores emprendedores aprenden a lidiar con el rechazo en lugar de tomárselo como algo personal.

• Fotografías/muestras/invitaciones: una vez enviado el correo con la nota de prensa, es posible que te contesten. Si la persona está interesada en cubrir la noticia, quizá pida fotografías. ¿Tienes imágenes que acompañen tu historia? Siempre es buena idea tener fotos de calidad tanto de ti como de tus colaboradores. Sin olvidar fotografías del local físico y/o de los productos que ofreces. Digamos que has abierto un negocio de galletas y *cupcakes* sin gluten en el mercadillo local junto a tu mejor amiga. Ahora tenéis un sabor nuevo y desconocido que crees que hará furor en todo el mundo. Deberías tener instantáneas tuyas y de tu mejor amiga tanto posando como en acción; fotografías de tu puesto en el mercadillo y de todos los productos que vendes. Si no tienes dinero para pagar a un fotógrafo profesional, pídele el favor a un amigo que tome buenas fotos. Hoy en día, los móviles te dan la opción de tomar fotografías bonitas y de buena calidad.

¿Y si el periodista/blogger/editor quiere probar el producto? ¿Y si prefiere tenerlo físicamente para poder hacerle un par de fotos? Debes estar preparada para todo. ¿Cómo le harás llegar el cupcake o la joya o el producto que pretendes promocionar? Por último, si celebras un evento, ¿te has acordado de invitar a ese escritor/blogger/editor? Tú tienes la última palabra. Todo depende de lo exclusivo que sea el evento.

- Objetivo logrado: alguien te ha mencionado en un blog o un artículo. ¡Enhorabuena! No olvides darle las gracias. Quizás enviarle un regalo sea demasiado, pero un e-mail de agradecimiento nunca está de más. Después publica ese artículo, vídeo o entrada de blog en tus redes sociales e incluye el nombre del escritor/editor/blogger.

Ya sean medios de comunicación en papel o virtuales, la cuestión es correr la voz y convertirte en una evangelista de tu empresa.

TRABAJO COOPERATIVO

Unas palabras sobre las colaboraciones. Muchas empresas trabajan con una red externa. Fíjate en H&M o Apple. Sí, son gigantes empresariales, pero tú también puedes hacerlo. Así funcionan las empresas modernas y creativas. Además, las colaboraciones sirven para ampliar tu base de datos de clientes. Debes estar atenta porque quizá puedas asociarte con empresas recién creadas u otros emprendedores. Puedes colaborar con productos, eventos, vídeos, lo que sea. La parte positiva es que no tienes que vivir en la misma cuidad. Te puedes asociar con alguien que vive en la otra punta del mundo.

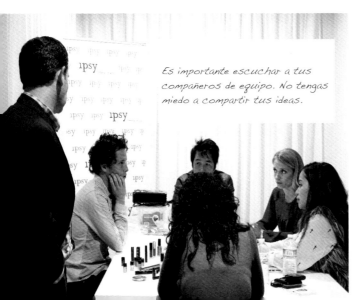

Es importante escuchar a tus compañeros de equipo. No tengas miedo a compartir tus ideas.

CÓMO SER UN BUEN JEFE

Mucha gente decide emprender porque quiere ser su propio jefe. Sin embargo, a veces eso comporta ser el jefe de otras personas. Uno casi nunca se plantea esa opción. ¿Estás preparada para ser la responsable de una empresa? No todo es diversión. En mi caso, ser jefa y actuar como tal fue todo un desafío. Me costó adoptar ese papel, sobre todo porque no tenía experiencia en dirigir o liderar un equipo. Muchos se equivocan a la hora de definir el concepto de jefe. Creen que deben ser estrictos y poner contra las cuerdas a su equipo día sí y día también. Dirigen basándose en el miedo. En mi opinión, para ser un buen jefe debes motivar, formar y apoyar a tu equipo. Me encantaría darte consejos que te facilitaran la faena, pero lo cierto es que no los tengo.

Sin embargo, hay una norma que no debes olvidar: nunca trabajes con amigos. Si puedes evitarlo, ¡hazlo! He visto con mis propios ojos cómo amigos de toda la vida se han dejado de hablar después de montar un negocio. Pero si quieres trabajar con tu mejor amiga, hay varias formas de conseguirlo. Sé sincera con ella y deja las cosas bien claras desde el principio, sobre todo con el dinero. Decide quién se encarga de qué tareas. Si es una relación de igual a igual, repartid las responsabilidades y la toma de decisiones.

NO TENGAS MIEDO AL FRACASO

Estas son mis últimas palabras sobre consejos empresariales: ¡sé valiente! La vida es dura, y vas a tener que dejarte la piel para que todo funcione. Si este camino te lleva hacia una dirección inesperada, no te preocupes. A veces, la vida es así. Pero sé que a lo largo de ese camino conocerás a gente maravillosa y aprenderás grandes lecciones sobre trabajo, sobre la vida y, más importante aún, sobre ti misma.

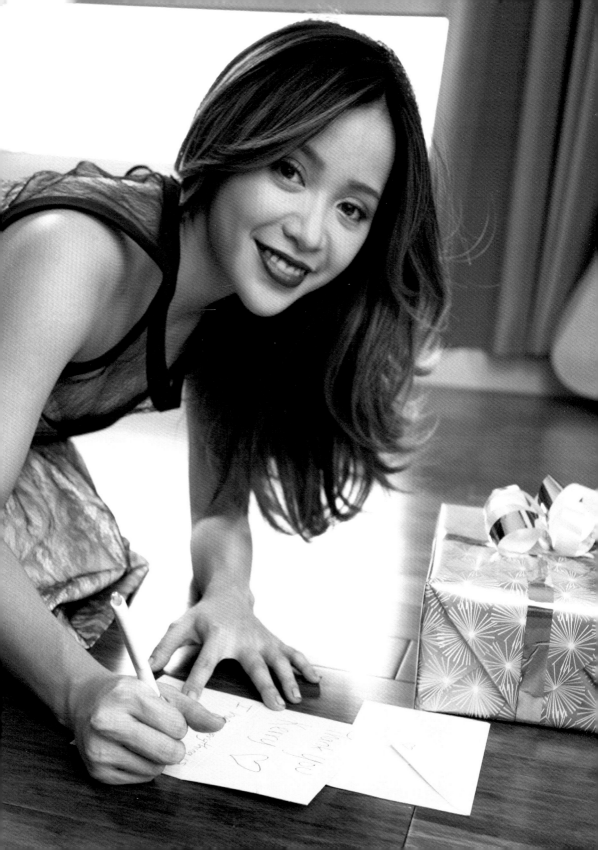

ADQUIRIR MODALES SIN ESFUERZO

Todo el mundo sabe lo que son los modales, ¿verdad? Es un conjunto de comportamientos que transmiten respeto hacia otras personas. Hay quien prefiere utilizar el término «etiqueta». Ambas palabras describen de lo que hablaremos en este capítulo. Los modales y la etiqueta pueden parecer conceptos anticuados y pasados de moda. Pero piénsalo: gracias a los buenos modales, la civilización sigue civilizada. Tener una serie de normas sobre cómo actuar y comportarse hace que la vida sea más fácil y llevadera. En lugar de preguntarnos qué hacer en ciertas situaciones, estas normas nos dicen exactamente qué hacer.

Hoy en día, el protocolo podría considerarse como un arte perdido, pero estoy dispuesta a ayudarte a saber cómo actuar en ciertas situaciones. No te enseñaré a utilizar el tenedor de pescado o a realizar una reverencia. Eso son técnicas mucho más avanzadas y, a menos que seas miembro de una familia real, no necesitas saberlo. En lugar de eso, me centraré en situaciones más cotidianas.

Los modales no son muy distintos al maquillaje, al cuidado de la piel o a la moda. Piénsalo. Todos ellos nos ayudan a sacar lo mejor de nosotros mismos.

MIS DOS NORMAS BÁSICAS

Para mí, hay dos normas básicas que puedes aplicar en cualquier situación. La primera es tener conciencia situacional. Eso significa observar el ambiente y procesar las normas de comportamiento que requiere esa situación en concreto. Pongamos un ejemplo. Es tu primer día en una empresa. Entras en la oficina y miras a tu alrededor. Imaginemos que es una oficina abierta, con muchos cubículos, pero sin despachos cerrados. ¿Qué lleva la gente? ¿Los trabajadores hablan en susurros? ¿Es una oficina social y caótica, o la gente se dedica a trabajar en silencio? ¿Alguien lleva auriculares o escucha música mientras trabaja? ¿La gente come en la oficina?

Observa y responde todas esas preguntas. Luego, imita ese comportamiento. Si nadie se toma un café o un té frente al escritorio, ni se te ocurra dejar tu frapuccino al lado del ordenador. Acábatelo en la cocina. Si todo el mundo trabaja en silencio, no llames a tu mejor amiga para comentar los detalles de la fiesta de la noche anterior. Todos tus compañeros oirán la conversación. Envíale un mensaje y llámala durante la hora del almuerzo. ¿Ves cómo funciona? Se trata de quedarte en la retaguardia y contemplar cómo actúa todo el mundo en cada situación. Puedes aprender mucho mientras observas. Esto puede trasladarse a cualquier ámbito: a la universidad, fiestas, metro, en casi cualquier situación. A veces las normas de comportamiento están delante de nuestras narices. Solo tenemos que tomarnos la molestia de verlas.

Hay gente que tiene un don y domina la conciencia situacional; otros necesitan trabajarla o, directamente, que alguien les explique las normas de comportamiento paso a paso. La buena noticia es que esa conciencia es como un músculo: si entrenas, puedes fortalecerlo. Tan solo recuerda observar a tu alrededor y tomar nota. Con algo de práctica, mejorarás. Te lo prometo.

Mi segunda norma consiste en respetar a todo el mundo. A todo el mundo, sin excepción. Estoy segura de que te gusta que te traten con respeto, pues haz lo mismo.

Creo que, si practicas tu conciencia situacional y tratas a todo el mundo con respeto, sabrás cómo actuar en cualquier situación. ¿Una persona decente que presta atención a los demás y los trata bien? Bueno, en eso consisten los buenos modales.

Y ahora, hablemos de ese tenedor...

EN LA MESA

Es precisamente durante las comidas cuando uno necesita hacer gala de sus buenos modales. Da igual si es una cita o un almuerzo de negocios; no puedes equivocarte y coger el pan o la copa de otro comensal, sería una situación muy embarazosa. Así que revisemos algunas cosas básicas. No es en absoluto complicado. Si sigues estos consejos, darás a entender que eres una persona educada, no una esnob:

- Después de sentarte, dispón la servilleta sobre el regazo. Si tienes que levantarte en algún momento, dóblala y déjala a la izquierda del plato o sobre la silla. En caso de que tenga manchas de barra de labios, dóblala de forma que queden escondidas.

- Si no conoces a los demás comensales, preséntate. Diles cómo te llamas. No hace falta que les expliques toda tu vida.

- Guarda el teléfono en el bolso o en el bolsillo del abrigo. Jamás lo dejes sobre la mesa.

- No pongas los codos sobre la mesa.

- Siéntate con la espalda erguida. Nunca te encorves sobre el plato como un cavernícola que intenta proteger su comida.

- Mastica con la boca cerrada.

- No hables con la boca llena.

- Nunca dejes la servilleta encima del plato, aunque ya hayas acabado.

- Cuando cortes la comida, corta un bocado. No cortes decenas de trozos del solomillo para después comértelos uno a uno.

LA DISPOSICIÓN DE LOS CUBIERTOS

Aquí tienes una pequeña guía de dónde se coloca cada cosa sobre una mesa.

Si van a servirse varios platos, utiliza los cubiertos en el orden que están colocados sobre la mesa, de fuera hacia dentro. El tenedor, o tenedores, estará a tu izquierda. El tenedor más pequeño es para las ensaladas o entrantes. El siguiente es para el plato principal. A tu derecha está

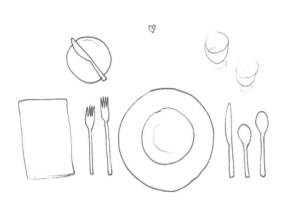

el cuchillo (con la parte afilada hacia el plato) y la cuchara o cucharas. Si vas a tomar sopa, la cuchara estará en el exterior, seguida a veces por una cucharita de postre.

En ciertas ocasiones, los cubiertos de postre están colocados horizontalmente frente al plato.

El platito del pan siempre se sitúa a la izquierda del plato principal. Y los vasos y las copas a la derecha. Si en mitad de la cena te apetece parar de comer para charlar, o ir al baño, deja los cubiertos sobre el plato, formando una V invertida, con las puntas del tenedor tocando el cuchillo. Cuando acabes de comer, deja los cubiertos en paralelo, con el tenedor a la izquierda y el cuchillo a la derecha. Eso significa que ya has acabado.

¿QUÉ ACABO DE MORDER?

A veces, en el transcurso de una comida, muerdes algo desagradable. Quizá sea un hueso, una espina o un cartílago. ¿Qué hacer? Lo primero, no perder los nervios ni avergonzarte. ¡No has hecho nada malo! Pero suele ocurrir. Si puedes retirar ese trocito de comida con el tenedor, adelante. Cógelo y déjalo a un lado del plato. Si es un huesecito o una espina, utiliza los dedos o la servilleta y déjalo en el plato. No hagas un drama de ello ni trates de esconderlo en la servilleta. Resultará raro y todo el mundo se dará cuenta. Nadie se fijará si te lo tomas con normalidad.

Si han dejado un plato de olivas como aperitivo, seguramente el camarero traerá un bol donde dejar los huesos. Si no, déjalos sobre el plato. Puedes sacártelos de la boca con los dedos, no pasa nada. Tan solo recuerda secarte los dedos en la servilleta.

Estas normas solo pueden aplicarse a cosas incomestibles. Si has mordido algo que no te gusta, pues mala suerte. Tienes que comértelo. No lo escupas en la servilleta e intentes esconderlo, y jamás lo escupas directamente sobre el plato. Compórtate como una persona educada y cómete lo que te han servido. No te matará.

Ahora bien, si eres alérgica a algún ingrediente o sigues una dieta muy específica (alérgica a los cacahuetes y/o vegana) debes comunicarlo lo antes posible. Si asistes a un evento, informa al organizador de antemano. Si estás en un restaurante, díselo al camarero cuando te entregue el menú. Dile algo como «Soy [complétalo con la información pertinente], ¿hay algo que debería evitar?».

APARATOS ELECTRÓNICOS SOBRE LA MESA

Madre mía. Este es un tema muy controvertido. Algunos restaurantes prohíben el uso de teléfonos en el comedor. Esto significa no comprobar el correo electrónico, ni fotografiar la comida, ni enviar mensajes a tus amigos. Si necesitas utilizar el móvil, debes salir fuera del restaurante. Si esas son las normas, no tienes más remedio que seguirlas.

Pero ¿qué pasa si no hay ningún letrero en el restaurante? ¿O si estás en un evento privado, o en casa de un amigo? Bueno, en ese caso debes utilizar tu sentido común. En mi opinión, creo que lo mejor es guardar el teléfono en lugar de dejarlo encima de la mesa. Y lo digo por puro pragmatismo: ¿y si alguien derrama un vaso de agua u otro líquido sobre la mesa? Agradecerás haber guardado el teléfono en el bolso. Tenerlo en la mesa es una tentación para mirar la pantalla cada dos por tres. Si coges el teléfono

¿Los chicos tienen que levantarse si una mujer abandona la mesa?

Es un gesto educado, pero no siempre necesario. Solía ser una norma de protocolo, al igual que sujetar la puerta abierta para que pase primero la mujer. Es un detalle que un chico se comporte como un caballero y haga ese tipo de cosas de vez en cuando, pero nadie le juzgará si no las hace. Dicho esto, ya seas hombre o mujer, siempre es de buena educación mantener la puerta abierta para el otro.

y echas un vistazo todo el mundo hará lo mismo. Los comensales pondrán punto y final a la conversación y estarán más interesados en mirar sus correos que en charlar con la persona de al lado. Eso es triste. Así que resiste la tentación y céntrate en tus amigos y en la comida.

En cuanto a la comida, ¿se pueden hacer fotos y publicarlas en tus redes sociales favoritas? Una vez más, depende. ¿Es un restaurante

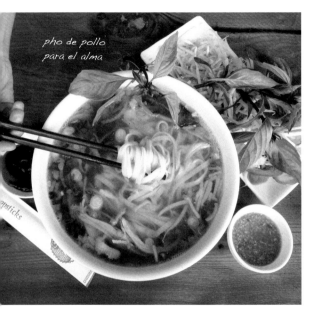

pho de pollo
para el alma

donde la gente te mira de reojo si haces una foto? Entonces lo mejor es que guardes el móvil en el bolso. ¿Es un restaurante de moda que sirve el mejor entrante de la ciudad? Dispara una foto. Pero no te pases toda la velada con la cámara en la mano porque tus amigos se aburrirán. Disfruta de la comida. El mundo tampoco necesita que publiques la fotografía de inmediato. Siempre puedes hacerlo después de comer.

Cuidado al utilizar el flash en un restaurante. No incordies al resto de comensales. Si está demasiado oscuro, se nota. El planeta no dejará de girar porque la gente no haya podido ver tu maravilloso plato de sushi. Si es una cuestión de vida o muerte, acerca una vela a la comida para iluminarla.

En estos casos la conciencia situacional es esencial. Observa a tu alrededor para ver qué ocurre en el restaurante. Descubre qué comportamiento es bien recibido y actúa en consecuencia.

¿Qué hay de las tablets? Si es una cena entre amigos, no hay suficiente espacio en la mesa, eso es evidente. Son demasiado grandes y aparatosas para hacer fotografías. Pero si estás comiendo solo y te gustaría leer el periódico en tu tablet, adelante. Es como leer un libro o una revista.

ESTÁS INVITADA A UNA FIESTA

¡Qué buena noticia! Alguien ha organizado un evento y quiere que asistas. Lo más probable es que te invitara a) en persona, b) vía correo electrónico o mensaje de texto, o c) por escrito. Lo primero que debes hacer es confirmar tu asistencia, lo que significa aceptar o declinar la invitación. Hay un término específico para designar este concepto: RSVP. ¿Qué significa? En francés *répondez s'il vous plaît* (o SRC en castellano, se ruega contestación. Se traduce como «responda, por favor». No RSVP es un gesto de mala educación, aunque la invitación fuera informal. Si alguien se toma la molestia de invitarte a su fiesta, debes tener la cortesía de comunicarle tu intención. Es frustrante organizar un evento y no tener la menor idea de quién vendrá. Así que en cuanto lo decidas, RSVP. No esperes al último minuto.

¿QUÉ ES EL *DRESS CODE*?

¿Dress code? ¿No sabes qué es? Es una sugerencia que propone el anfitrión sobre lo que deberías llevar (o en algunos casos, lo que se espera que lleves). Aquí te presento algunos *dress codes* que pueden aparecer en una invitación:

De etiqueta: eso significa que tanto hombres como mujeres tienen que ir formales. También se llama «de gala». Antes, los hombres estaban obligados a llevar pajarita y esmoquin y, aunque hoy en día todo el mundo es más flexible, siempre debes ir arreglado. Nada de vaqueros, chanclas o ropa casual, a menos que estés muy segura de ti misma y luzcas un look muy específico gracias al cual te has hecho famosa. Pero si ese no es tu caso y te presentas a una fiesta vestida así, te querrás morir de la vergüenza. Si no tienes un vestido de gala, no te preocupes. Alquílalo o pídelo prestado. O entra en una tienda vintage y busca algo que puedas permitirte. Para los hombres, un traje negro con corbata negra siempre queda bien. Ninguna mujer se equivocará si se decanta por un vestido negro muy elegante. Y no olvides que puedes transformar un vestido clásico en algo mucho más formal con los accesorios adecuados.

Una corbata blanca también es elegante, pero se espera que los hombres lleven pajarita blanca con el esmoquin, en lugar de negra.

De fiesta: ¿qué se te viene a la cabeza cuando oyes esa palabra? ¡Ponte algo divertido! Es menos formal que la etiqueta, pero no te relajes porque también requiere algo de esfuerzo. Si tu idea de fiesta es tu pijama, lo siento pero estás muy equivocada. Escoge algo llamativo y festivo. Piensa en adjetivos como colorido o brillante, pero sin parecer un árbol de navidad andante.

Casual: eso significa que puedes llevar vaqueros o ropa de diario, pero procura que te siente de maravilla. Después de todo, estás asistiendo a un evento, así que nadie debe tener la impresión de que acabas de salir de la cama.

Profesional casual: en este caso debes lucir guapa y profesional, pero sin exagerar. No tienes que ponerte trajes o ropa sosa y aburrida.

De cóctel: piensa que esta noche sales con tus amigas. Opta por ropa moderna, como un vestido de última tendencia o una blusa con unos pantalones ajustados.

Ven como quieras: sí, también es un *dress code*. Y significa que te pongas lo que quieras. Si eres de esas chicas que siempre sale de casa arreglada, ¡pues arréglate! Si adoras las sudaderas con capucha y tus viejas Nike, no lo dudes, ¡póntelas! Nadie te juzgará, o al menos nadie debería hacerlo.

¿UN REGALO PARA EL ANFITRIÓN?

A veces se sobreentiende que todos los asistentes de la fiesta deben traer un regalo. Si se trata de una fiesta de cumpleaños o una boda, siempre debes llevar un obsequio. En el caso de que una amiga inaugure su casa o haya organizado una cena, siempre es un detalle regalarle algo. Tranquila, no tiene por qué ser algo muy elaborado. Puede ser una vela aromática, un libro o una caja de bombones. El anfitrión no está obligado a compartir ese regalo con los invitados, ¡así que no te ofendas si no te ofrece un bombón!

Las flores son preciosas, pero no se consideran un buen regalo para el anfitrión. ¿Por qué? Estará muy ocupado ultimando todos los detalles y, si le regalas un ramo de flores, tendrá que dejar de hacer lo que se trae entre manos para encontrar dónde ponerlas.

En realidad, cualquier regalo sirve. Tal y como se suele decir, ¡lo que cuenta es la intención!

NOTAS Y E-MAILS DE AGRADECIMIENTO

El día después de la fiesta, envía una nota por escrito o un e-mail. Un mensaje de texto también sirve. ¡Es mejor que nada! A todos los anfitriones les gusta saber si sus invitados se lo pasaron bien en su fiesta. No hay nada más decepcionante que organizar una fiesta y que nadie te diga nada al día siguiente. En el caso de una boda, no tienes por qué hacerlo, aunque a los novios les hará ilusión recibir una nota. Envía un mensaje de texto porque seguramente ya hayan empezado su luna de miel.

CÓMO ESCRIBIR UNA NOTA DE AGRADECIMIENTO

Si nunca has enviado una nota de agradecimiento, no te preocupes, es muy fácil. Sé sincera, da las gracias por el regalo que esa persona te entregó el día de la fiesta y menciona por qué te gustó. ¡No es una novela! Aquí tienes un ejemplo:

> Querida Kate:
>
> Qué detalle acordarte de cuanto me gusta el trabajo de Georgia O'Keeffe. Muchas gracias por el libro, es precioso. Lo tengo abierto en el comedor. ¡Mi hermana ha intentado robármelo dos veces!
>
> Un beso,
> Mish

También puedes enviar una nota de agradecimiento vía e-mail, pero cuando está escrita a mano siempre hace más ilusión. Lo más importante es mandar algo. Hoy en día también hay quien tiene un detalle divertido y envía un selfie con el regalo. No olvides incluir una frase dando las gracias. Por último, es esencial dejar claro que recibiste el regalo, sobre todo si te lo enviaron por correo postal. Así sabrá que su obsequio te llegó.

CÓMO ESCRIBIR UNA NOTA DE CONDOLENCIA

Habrá momentos en tu vida en los que tengas que decir unas palabras muy difíciles a un amigo o familiar. Quizá alguien ha fallecido, o está enfermo, y quieres demostrar tu apoyo o dar el pésame. Créeme, esa persona agradecerá que te hayas preocupado por ella. Comparte alguna anécdota o recuerdo especial y, si no, sé breve y sincera. Aquí tienes un ejemplo:

> Querido James:
>
> Siento mucho la muerte de tu abuela. Siempre recordaré aquellos días en los que nos preparaba la cena cuando llegábamos de clase. Sé lo mucho que tu hermano y tú la queríais. Mi más sincero pésame a toda la familia.
>
> Un abrazo,
> Michelle

Una vez más, siempre es un detalle enviar el pésame por escrito. En estos casos ese gesto tan humano es muy especial. Pero también puedes enviar un e-mail. Lo más importante es mandarlo.

ESTABLECER CONTACTO VISUAL

He conocido a muchísima gente que no entiende la importancia de mirar a los ojos. ¿Será porque pasamos demasiado tiempo frente a la pantalla? ¿O porque preferimos comunicarnos por mensaje? Sea cual sea el motivo, es difícil que alguien te tome en serio si no le miras a los ojos. Cuando charlo con alguien no me gusta que aparte la mirada cada dos por tres. Necesito saber que esa persona me está escuchando, que está prestando atención a mis palabras. Establecer contacto visual es importante, pero sobre todo en un contexto laboral. Cuando estás hablando con tu jefe, o con un compañero, no puedes pasarte todo el tiempo con la mirada clavada en el suelo.

Tal como he descrito en el capítulo dedicado a buscar y mantener un trabajo, siempre que converses con alguien, mírale a los ojos. Sin embargo, puedes desviar la mirada de vez en cuando. Es como un descanso mental. Tan solo necesitas hacer una pausa antes de volver a mirar a quien tienes delante. No te quedes mirándole fijamente porque puedes incomodar a la otra persona.

ESTRECHAR LA MANO

Si has leído el capítulo que abordaba el tema del trabajo, recordarás que un buen apretón de manos es fundamental en la vida. Cuando estrechas la mano a alguien que acabas de conocer, tu intención es que esa persona se quede con la sensación de que eres agradable. Si se da media vuelta pensando «Uf, casi me rompe la mano» o «Ha sido el peor apretón de manos de mi vida» significa que no le has causado una buena impresión.

Es fácil practicar el apretón de manos con un amigo o familiar. Estréchale la mano y pregúntale su opinión. Los pasos son sencillos: coge su mano y estréchala, pero sin apretar demasiado. Tu mano no es un pez muerto, así que sé firme. Tampoco eres Hulk, así que no le hagas picadillo la mano. Quizás estés pensando: «Michelle, no tienes que enseñarme esto». Confía en mí. Hay mucha gente que no sabe estrechar la mano, ¡y no es consciente de ello! Es algo fácil de remediar, así que no lo dejes correr.

ENTABLAR CONVERSACIÓN

Esta es la última lección que vas a aprender en este capítulo: cómo ser una buena conversadora. ¿Tiene algo que ver con los buenos modales o el protocolo? ¡Pues claro! Si te cuesta charlar con desconocidos, es posible que te consideren una persona antipática. Quizás es que eres tímida, eso es todo. O puede que no sepas qué decirle a un desconocido. No pasa nada. Yo también soy tímida. De hecho, fui muy introvertida durante años. Pero en la vida te encontrarás con muchas situaciones sociales, y debes estar preparada.

Lo creas o no, es bastante fácil entablar conversación. Hay una serie de preguntas que debes recordar, ya que puedes hacerlas en cualquier momento:

- ¿De dónde eres?
- ¿Qué te trae por aquí?
- ¿Cómo conociste a [amigo o amiga en común]?
- ¿Qué estudiaste en la universidad?
- ¿Dónde trabajas?

Un truco muy sencillo es hacer preguntas que empiecen con un pronombre interrogativo, como «quién», «qué», «dónde», «por qué», «cuándo» y «cómo». Si las preguntas se responden con un sí o un no, es más que probable que la conversación no avance. Opta por preguntas como «¿Cuánto tiempo llevas viviendo aquí?» o «¿Te gusta vivir aquí?», en lugar del clásico «¿Vives aquí?». Si ya conoces a esa persona, pregúntale por sus planes para las vacaciones, o un sencillo «¿Qué has hecho últimamente?».

También debes tener en cuenta con quién estás hablando. Si alguien es mayor que tú, sé respetuosa. No te dirijas a él en un tono demasiado informal. Puede que a ti te parezca divertido, pero se lo pueden tomar como una falta de respeto. Así que nada de «tío», «hey» o «qué pasa».

CUIDAR LOS MODALES

¿Te preocupan tus modales? No hay problema. Si sigues mis consejos al pie de la letra, te sentirás siempre cómoda, sea cual sea la situación social. Al fin y al cabo, la vida se basa en respetar a los demás y, sobre todo, en respetarte a ti misma. Tener buenos modales no significa cambiar tu personalidad o esconder parte de ti. Son una herramienta, como tu portátil o tu barra de labios. Si se utilizan como se debe, pueden mejorar y facilitarte mucho la vida.

PREGÚNTALE A MICHELLE

La mayoría de las veces son los detalles los que definen a una persona. Aquí te doy alguna que otra pincelada para que puedas conocerme más. ¿Qué responderías a estas preguntas? ¿Sabes qué contestarían tus amigos y familiares? Quizá te apetezca preguntárselo.

¿Qué color te gusta más? El amarillo limón

¿Qué película verías una y otra vez?
    El viaje de Chihiro

¿Quién te inspira?

    Mi madre, profesores, enfermeras, niños, la princesa Diana, Bruce Lee, Bansky y Bob Marley

¿Qué libro te ha enamorado?
    La Biblia y *El árbol generoso*

¿Qué música sueles escuchar?

    Bob Marley, Journey, Whitney Houston, Nat King Cole, clásica y bandas sonoras de películas, programas de televisión y videojuegos

¿Quién es tu personaje de ficción favorito?
    Alicia, de *Alicia en el País de las Maravillas*

¿Sin qué comida no puedes vivir?
    No me imagino la vida sin comida vietnamita,
    en particular sin pho de pollo

De los lugares que has visitado, ¿cuál te ha sorprendido más?
    Nueva Zelanda. Me robó el corazón

¿Cuál es tu museo favorito? El museo Rodin, en París

¿Qué haces para relajarte? Me pongo el pijama. En ese momento el
    mundo deja de existir

¿Te sueles estresar?
    Sí, ¡pero el estrés es bueno!

¿Qué estación es tu favorita? Verano, pero cuando era pequeña
   prefería el invierno. ¿Ves como la gente cambia?

¿Prefieres la mañana o la noche?
   Soy una persona nocturna por naturaleza, pero me he
   acostumbrado a aprovechar el día y descansar durante la noche

Si pudieras tener un superpoder, ¿cuál sería?
   Poder curar

¿Cuál es tu superhéroe favorito?
   Batman. Tuve antes una figurita del hombre murciélago que una
   muñeca.

¿Sueles cocinar?
   Solo en ocasiones especiales

¿Eres golosa?
   En realidad no. Pero me encanta la combinación dulce-salado

¿Cuál es tu flor favorita?
   La flor de loto

¿Tienes un lema?
   Vive y ama libremente.

¿Te gustan los animales?
   Me encantan. Cuánto más peludos y adorables, mejor

¿Qué te gusta hacer en tu tiempo libre?
   Jugar a videojuegos, ver películas o programas de televisión
   y visitar museos

¿Cuál es tu sabor de helado favorito?
   Vainilla. A veces, lo más sencillo es lo mejor

¿Hay alguna habilidad que te gustaría aprender?
   Artes marciales

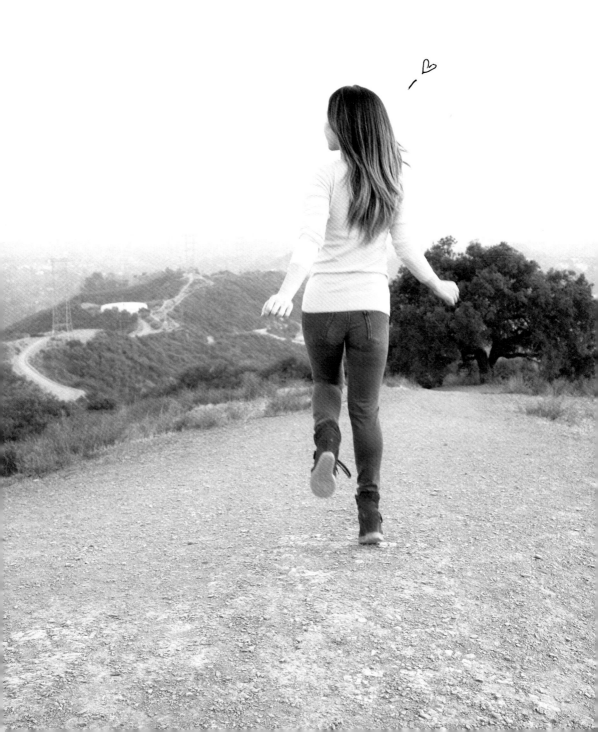

¡BUENA SUERTE!

Bueno, ya has llegado al final. ¡Lo hemos conseguido! Gracias por leer estas páginas y por haberme acompañado durante este camino. Espero que hayas aprendido un montón de cosas que te ayuden en este viaje, y es que tu vida es un viaje. Recuerda que tú decides qué dirección tomar. No tienes por qué seguir el mapa que te han entregado: puedes dibujar el tuyo propio.

Nunca he creído en el destino, pero sí en las oportunidades. Que hayas nacido en un determinado lugar no significa que debas quedarte anclada ahí. Y yo soy buena prueba de ello. Cada uno de nosotros puede evolucionar, cambiar y crecer.

Quizá para ti eso signifique llevar una vida humilde y honesta. Para otros puede que se traduzca en convertirse en el próximo Einstein o Steve Jobs. Sea cual sea tu propósito, quiero que entiendas que la vida es algo muy valioso. No tiene nada que ver con conseguir el último grito en tecnología, unos vaqueros o un bolso, aunque reconozco que esas cosas son divertidas. Pero no dejes que te distraigan. Lo importante es el día a día, la forma como tratas a los demás.

En este libro hemos abordado muchos temas, desde mi infancia hasta modales, pasando por el acoso laboral y las prácticas profesionales. ¿Estás preparada para comerte el mundo? ¡Eso espero! Si tuviera que resumir los capítulos anteriores y facilitarte un plan de acción, te diría tres cosas:

Sé amable

Sé agradecida

Sé valiente

Si sueles ver mis tutoriales de YouTube, sabrás que acabo todos los vídeos con la expresión «buena suerte». Puesto que me tomo mi labor como profesora muy en serio, quiero que todas mis alumnas estén motivadas. Pero la suerte no es algo que pueda entregarte con una varita mágica. Esa suerte debes crearla tú. No puedes quedarte en la cama esperando a que pase algo místico que transforme tu vida, sino levantarte y explorar todo lo que el universo te ofrece, y lo que tú puedes ofrecerle a cambio.

Una vez cierres el libro y lo coloques en la estantería, o se lo prestes a una amiga, quiero que seas valiente. Da igual lo que se interponga en tu camino, todo saldrá bien. Tal y como dijo mi madre una vez, la vida nunca te pone obstáculos insuperables. ¡Buen viaje!

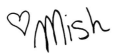

AGRADECIMIENTOS

Gracias a todas las personas que me inspiraron para escribir este libro...

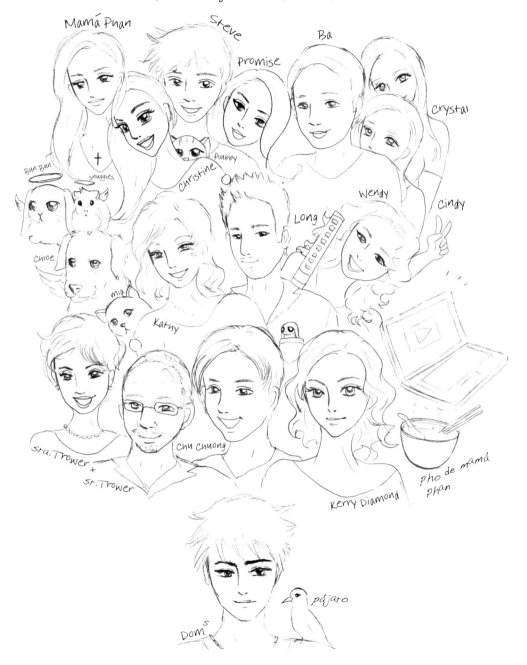

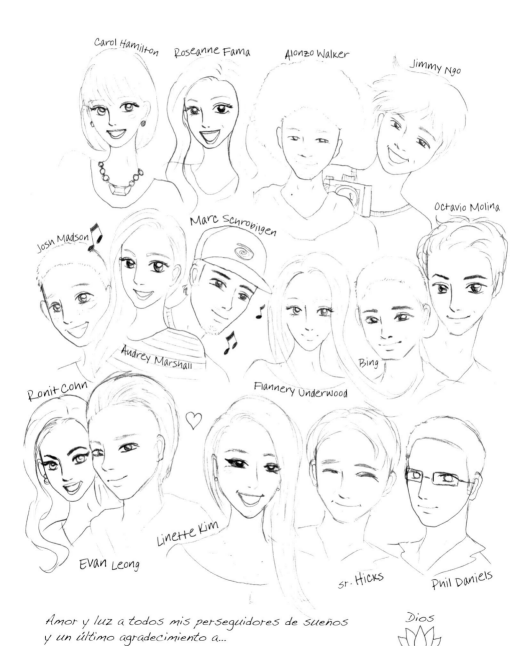

Carol Hamilton
Roseanne Fama
Alonzo Walker
Jimmy Ngo
Octavio Molina
Josh Madson
Marc Schrobilgen
Audrey Marshall
Bing
Ronit Cohn
Flannery Underwood
Linette Kim
Evan Leong
sr. Hicks
Phil Daniels
Dios

Amor y luz a todos mis perseguidores de sueños
y un último agradecimiento a...

ÍNDICE

ÍNDICE